Jeflin Steni
Laximikanth Chatra
Prashanth Shenoy

Tratamento de lesões vesiculobolhosas

Jeflin Steni
Laximikanth Chatra
Prashanth Shenoy

Tratamento de lesões vesiculobolhosas

ScienciaScripts

Imprint
Any brand names and product names mentioned in this book are subject to trademark, brand or patent protection and are trademarks or registered trademarks of their respective holders. The use of brand names, product names, common names, trade names, product descriptions etc. even without a particular marking in this work is in no way to be construed to mean that such names may be regarded as unrestricted in respect of trademark and brand protection legislation and could thus be used by anyone.

Cover image: www.ingimage.com

This book is a translation from the original published under ISBN 978-620-7-65363-8.

Publisher:
Sciencia Scripts
is a trademark of
Dodo Books Indian Ocean Ltd. and OmniScriptum S.R.L publishing group

120 High Road, East Finchley, London, N2 9ED, United Kingdom
Str. Armeneasca 28/1, office 1, Chisinau MD-2012, Republic of Moldova, Europe
Printed at: see last page
ISBN: 978-620-7-78373-1

GESTÃO DAS LESÕES VESICULOBOLHOSAS

Índice

1. TERMINOLOGIAS

- **VESÍCULO**: bolhas elevadas contendo um líquido transparente com menos de 1 cm de diâmetro

- **BULLA**: bolhas elevadas que contêm um líquido transparente com mais de 1 cm de diâmetro

- **ÚLCERA**: lesões bem circunscritas, frequentemente deprimidas, com um defeito epitelial que é coberto por um coágulo de fibrina, causando um aspeto branco-amarelado

- **MILIA:** lesões branco-amareladas de aspeto nacarado na superfície epitelial contendo queratina

- **SINAL DE NIKOLSKY**: Deslocamento da epiderme superficial intacta por uma força de cisalhamento, indicando um plano de clivagem na pele.

- **SINAL DE ASBOE HANSEN/ SINAL DE NIKOLSKY INDIRETO:** Extensão da bolha à pele adjacente sem bolha ao aplicar pressão sobre uma bolha

2. INTRODUÇÃO

As doenças vesiculobolhosas (VB) são um grupo distinto de doenças mucocutâneas caracterizadas pela formação de vesículas ou bolhas.[1] Tanto as vesículas como as bolhas são lesões cheias de líquido e distinguem-se pelo seu tamanho. As vesículas têm menos de 1 cm de diâmetro e as bolhas são bolhas com mais de 1 cm de diâmetro.

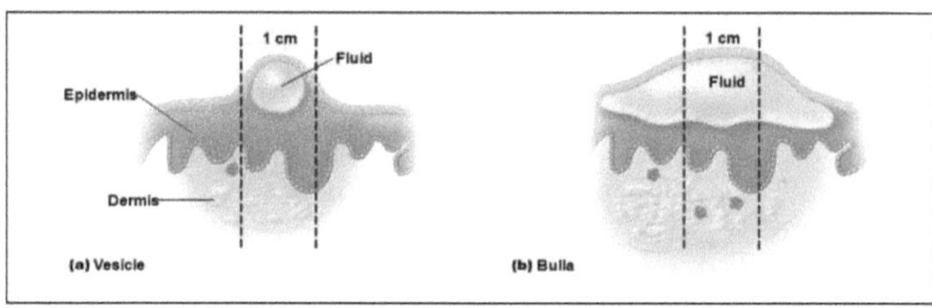

As bolhas têm determinadas características, independentemente do local do corpo onde se formam, desenvolvendo-se uma erupção cutânea vermelha antes das bolhas. As bolhas são grandes e estão cheias de um líquido geralmente transparente, mas podem conter algum sangue. São espessas e não se rompem facilmente e a pele à volta das bolhas pode parecer normal ou ligeiramente vermelha ou escura e as bolhas rompidas são normalmente sensíveis e dolorosas.[3] No caso das doenças vesiculobolhosas que são também doenças imunitárias, o termo imunobolhoso é por vezes utilizado.[2] . Este grupo inclui doenças virais, doenças mucocutâneas auto-imunes, doenças que provavelmente têm um mecanismo imunologicamente mediado e doenças genéticas. [1]São também sugeridas causas infecciosas, neoplásicas, hematológicas, reactivas, nutricionais e idiopáticas.[5]

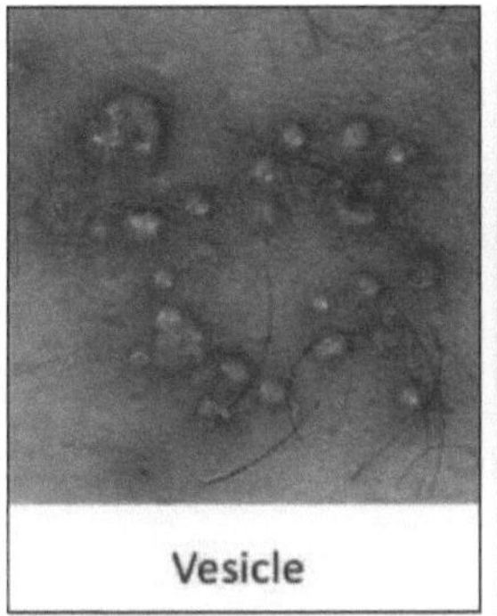

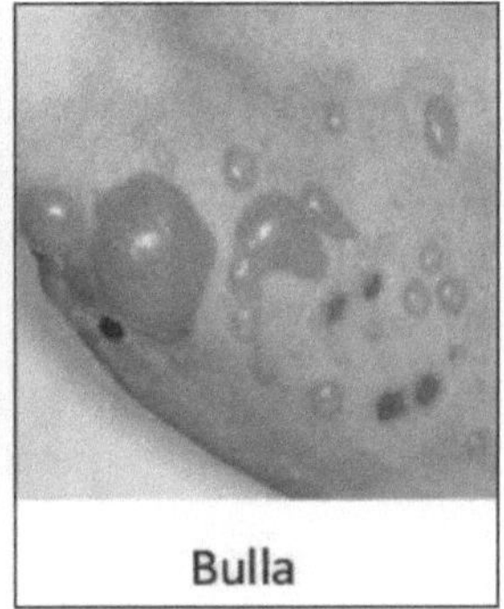

O dentista precisa de reconhecer não só que algumas dermatoses apresentam lesões concomitantes das membranas mucosas orais, mas também que as manifestações de algumas das doenças podem ser precedidas por lesões orais. A mucosa oral é fina, fazendo com que as vesículas e bolhas se rompam rapidamente em úlceras; as úlceras são facilmente traumatizadas pelos dentes e alimentos, e tornam-se secundariamente infectadas pela flora oral.[3] A vesícula da mucosa rompe-se facilmente e pode ser notada apenas como uma erosão ou placa branca fina.[4] Estes factores podem fazer com que as lesões que têm um aspeto caraterístico na pele tenham um aspeto inespecífico na mucosa oral.[3] Embora várias doenças cutâneas primárias se apresentem clinicamente com lesões vesiculobolhosas, a sua etiologia, patogénese, gravidade e evolução diferem.[3]

As doenças mucocutâneas (Muco: Membrana mucosa, cutâneo: Pele) são doenças da pele que envolvem as membranas mucosas, como a mucosa oral, a mucosa genital, etc. A pele tem uma dupla função: Em primeiro lugar, forma uma barreira protetora de cobertura e, em segundo lugar, actua também como parte do aparelho imunitário especializado do corpo. As perturbações imunitárias que constituem uma parte substancial da patogénese da doença reflectem-se mais frequentemente na pele do que noutros sistemas de órgãos do corpo. [6]A principal função do sistema imunitário é proteger um indivíduo de antigénios estranhos ou não próprios sem reagir com os seus próprios antigénios. Paul Ehrlich era da opinião de que o sistema imunitário individual podia sofrer uma reviravolta e, em vez de reagir com antigénios estranhos, o ataque também se podia concentrar nos auto-antigénios individuais.[7] Os antigénios são as substâncias que se ligam aos anticorpos e geram a produção de anticorpos. Os anticorpos são as substâncias que se formam no soro e nos fluidos dos tecidos em resposta a um antigénio e que reagem com esse antigénio de forma específica e observável. Os queratinócitos da mucosa e da pele são responsáveis pela manutenção da integridade dos tecidos, resistindo a insultos mecânicos e biológicos, evitando assim a perda de fluidos. Os desmossomas desempenham um papel importante na adesão celular acima da camada basal de queratinócitos.[8,9]

O grupo vesiculobolhoso inclui doenças virais, doenças imunomediadas e doenças que provavelmente têm um mecanismo genético. São também sugeridas causas infecciosas, neoplásicas, hematológicas, reactivas, nutricionais e idiopáticas.[5] As doenças vesiculobolhosas são caracterizadas pela perda de contacto celular entre os queratinócitos ou entre os queratinócitos basais e a membrana basal, levando à morte celular por anoikic. As vesículas resultantes podem eventualmente romper-se para formar uma úlcera.[10] Os queratinócitos e as células epiteliais estão interligados por três tipos funcionais de estruturas juncionais: junções de ancoragem, incluindo desmossomas e junções aderentes, junções de oclusão (tight junctions) e junções de nexo (gap junctions).[11] O epitélio escamoso estratificado da epiderme humana forma uma barreira contínua contra o ambiente externo. A fisiopatologia das doenças vesiculares ilustra a forma como as deficiências na adesão epitelial conduzem a perturbações caracterizadas por morbilidade e/ou motilidade substanciais. As doenças vesiculares podem ser hereditárias ou adquiridas; a maioria dos exemplos destas últimas são de natureza autoimune e caracterizam-se por auto-anticorpos que têm como alvo as funções de adesão que promovem as adesões célula-célula ou célula-matriz na pele.[12] A mucosa oral representa frequentemente o primeiro local de início das doenças vesiculares auto-imunes, a partir do qual a doença pode propagar-se à pele e/ou a outros locais da mucosa (conjuntiva, nariz, faringe, laringe, esófago, área genital). Em alguns casos, o envolvimento da mucosa oral é a única apresentação.[15]

Por conseguinte, deve obter-se uma história e um exame clínico cuidadosos e pormenorizados para se chegar ao diagnóstico. Deve ser obtida uma revisão completa dos sistemas para cada doente, incluindo perguntas sobre a presença de lesões cutâneas, oculares, genitais e rectais.[1] O diagnóstico preciso das doenças bolhosas da pele requer a avaliação dos achados clínicos, histológicos e de imunofluorescência.[3] Por conseguinte, o diagnóstico exato destas doenças é essencial para uma resposta adequada ao tratamento, minimizando os efeitos secundários graves e, acima de tudo, para obter um bom prognóstico e uma melhor qualidade de vida para o doente[15]

3. CLASSIFICAÇÃO DAS LESÕES VESICULOBOLHOSAS

I. **Classificação da doença vesiculobolhosa de acordo com a etiologia[15]**

1. **Doenças auto-imunes:**
   - Pênfigo vulgar
   - Pênfigo foliáceo
   - Pênfigo IgA
   - Pênfigo paraneoplásico
   - Penfigoide bolhoso
   - Penfigoide da membrana mucosa
   - Doença linear por IgA
   - Penfigoide gestacional
   - Dermatite herpetiforme

2. **Doenças hereditárias:**
   - Epidermólise bolhosa

3. **Doenças infecciosas:**
   - Vírus do herpes simples e do herpes zoster
   - Doença das mãos, pés e boca

4. **Iatrogénica/lesão:**
   - Eritema multiforme
   - Dermatite de contacto alérgica
   - Queimaduras térmicas/químicas

5. **Outros:**
   - Líquen plano
   - Líquen plano penfigoide
   - Lúpus eritematoso

^CLASSIFICAÇÃO COM BASE NO LOCAL DE ENVOLVIMENTO :

1. **LESÕES QUE AFECTAM TANTO A PELE COMO A MUCOSA ORAL**

- **LESÕES VESICULOBOLHOSAS**

  - Pênfigo
  - Epidermólise bolhosa
  - Doença linear por IgA
  - Febre aftosa

2. **LESÕES QUE AFECTAM PREDOMINANTEMENTE A PELE COM UM ENVOLVIMENTO MÍNIMO DA MUCOSA ORAL**

- **LESÕES VESICULOBOLHOSAS**

  - Penfigoide bolhoso
  - Infeção recorrente por herpes simplex
  - Herpes zoster

3. **LESÃO QUE AFECTA TIPICAMENTE A MUCOSA ORAL COM UM ENVOLVIMENTO MÍNIMO DA PELE**

- **LESÕES VESICULOBOLHOSAS**

  - Penfigoide cicatricial
  - Síndrome de Bechet

III. <u>**CLASSIFICAÇÃO COM BASE NO ENVOLVIMENTO DA PELE E DAS MUCOSAS:**</u>

- **LESÕES CUTÂNEAS INVARIAVELMENTE COM LESÕES DA MUCOSA ORAL**

  - Epidermólise bolhosa
  - Penfigoide cicatricial
  - Febre aftosa

- LESÕES CUTÂNEAS COM LESÕES OCASIONAIS DA MUCOSA ORAL

- Doença de Darier

- Eritema multiforme

- Varicela

- **LESÕES CUTÂNEAS NA SEQUÊNCIA DE LESÕES DA MUCOSA ORAL**

  - Pênfigo vulgar

  - Doença de Bechet

  - Penfigoide da mucosa oral

  - Líquen plano

- **LESÕES CUTÂNEAS COM RARAS LESÕES DA MUCOSA ORAL**

  - Penfigoide bolhoso

IV. De acordo com a classificação de Fitzpatrick,[1161] as doenças VB ou mucocutâneas foram categorizadas com base numa separação específica de acordo com o plano anatómico [Tabelas 1 e 2].

Quadro 1: De acordo com a separação a nível intra-epitelial

Granular layer	Spinous layer	Supra basal layer	Basal layer
Pemphigus foliaceous Pemphigus erythematosus Frictional blisters Bullous impetigo	Familial benign pemphigus Herpes simplex virus infection Herpes zoster and varicella Eczematous dermatitis	Pemphigus Vulgaris Pemphigus Vegetans Darier's disease	Erythema multiforme Toxic epidermal necrolysis (TEN) Lichen planus Lupus erythematous Epidermolysis bullosa simplex

Quadro 2: De acordo com a separação na junção dermo-epidérmica

Lamina lucida	Below basal lamina (sub lamina dense)
Bullous pemphigoid Cicatricial pemphigoid Epidermolysis bullosa junctional Dermatosis Dermatitis herpetiformis	Epidermolysis bullosa acquisitive Epidermolysis bullosa dystrophic Linear IgA dermatosis Bullous systemic lupus erythematosus (SLE)

As doenças mucocutâneas que são causadas por auto-anticorpos patogénicos dirigidos contra antigénios na substância intercelular ou na junção dermo-epidérmica, constituem um grupo importante de doenças dermatológicas e são apresentadas na Figura 2. A Tabela 3 enumera estas condições e os antigénios visados pelos auto-anticorpos que produzem os seus efeitos específicos.

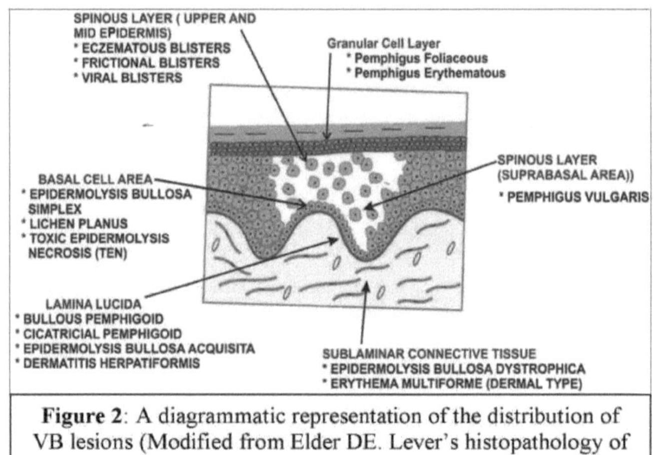

Figure 2: A diagrammatic representation of the distribution of VB lesions (Modified from Elder DE. Lever's histopathology of skin 10th edition, Philadelphia: Wolters Kluwer's, Lippincott Williams & Wilkins; 2008)

Quadro 3: Antigénios visados pelos anticorpos nas lesões vesiculobolhosas (VB)

Autoimmune VB lesions	Antigen
Pemphigus vulgaris	Desmoglein 1 and 3
Paraneoplastic pemphigus	Desmoglein 1 and 3, plakin proteins
Pemphigus foliaceous	Desmoglein 1
IgA pemphigus	Dsg3, Desmo colin 1and 2
Pemphigus herpetiformis	Desmoglein 1
Cicatricial pemphigoid	BP 180, laminin V
Bullous pemphigoid	BP 180 and 230
Epidermolysis bullosa Acquisita	Type VII collagen
Epidermolysis bullosa simplex	Keratin 5 and 14
Epidermolysis bullosa junctional	Laminin 5 and type XVII collagen
Epidermolysis bullosa dystrophic	Type VII collagen
Erythema multiforme	E Desmo plakins
Dermatitis herpetiformis	Tissue transglutaminase

4. TRATAMENTO DAS LESÕES VESICULOBOLHOSAS
4.1. PEMPHIGUS

INTRODUÇÃO:

O pênfigo é um grupo de doenças autoimunes mucocutâneas raras, potencialmente fatais, que se caracterizam por bolhas que afectam o epitélio escamoso estratificado e resultam em bolhas cutâneas ou mucosas, ou ambas. O seu nome foi originalmente atribuído por Wichman em 1791.[17] Este termo deriva da palavra grega *pemphix* que significa bolha ou vesícula. Existem diversas variantes de pênfigo devido a auto-anticorpos dirigidos contra os diferentes constituintes dos desmossomas e à consequente lesão do epitélio a diferentes níveis. As manifestações clínicas podem variar nestas condições. A suscetibilidade para desenvolver os auto-anticorpos que causam o pênfigo é determinada geneticamente, mas o mecanismo de desencadeamento que inicia a resposta imunitária é desconhecido. [17]A investigação sobre as doenças epiteliais vesiculares levou à classificação de mais de 10 tipos e subtipos de doenças diferentes, atualmente classificados no grupo do pênfigo (Fig. 1).[18,19]

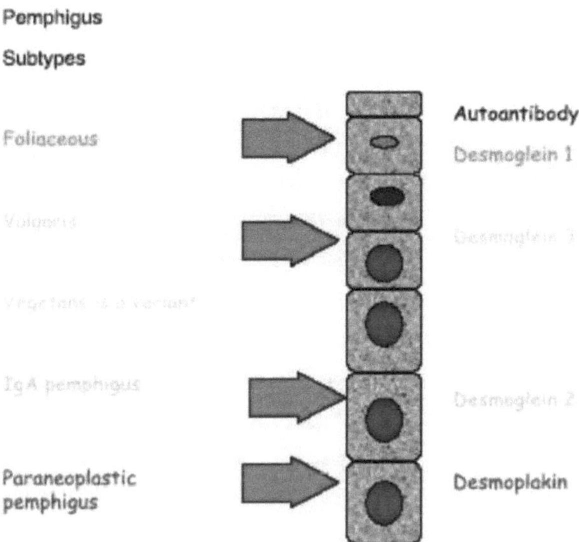

FIG.1 SUBTIPOS DE PÊNFIGO

PÊNFIGO VULGAR

O pênfigo é um grupo de doenças auto-imunes potencialmente fatais caracterizadas por bolhas na pele e nas mucosas. A mucosa oral desempenha um papel importante na história natural do pênfigo vulgar. Em cerca de 50-70% dos doentes, a doença começa na cavidade oral e as lesões na mucosa oral precedem as lesões cutâneas em vários meses. Muito raramente, as lesões permanecem restritas à mucosa oral durante períodos prolongados. Pênfigo é um termo derivado do grego Pemphix que significa bolha ou vesícula.[20] O pênfigo vulgar (PV), a variante mais comum, é caracterizado por anticorpos IgG circulantes dirigidos contra a desmogleína 3 (Dsg3), sendo que cerca de metade dos doentes também apresentam auto-anticorpos Dsg1. As lesões orais são inicialmente vesiculobolhosas, mas rompem-se rapidamente, desenvolvendo-se novas bolhas à medida que as mais antigas se rompem e ulceram.[21]

PRINCÍPIOS GERAIS DE GESTÃO

O objetivo inicial do tratamento é induzir a remissão da doença. A isto deve seguir-se um período de tratamento de manutenção utilizando as doses mínimas de medicamento necessárias para o controlo da doença, de modo a minimizar os seus efeitos secundários. A ocorrência ocasional de bolhas é aceitável e indica que o doente não está a ser tratado em excesso. O objetivo final da gestão deve ser a suspensão do tratamento e um estudo recente relatou taxas de remissão completa de 38%, 50% e 75% alcançadas 3, 5 e 10 anos após o diagnóstico.[18] A maioria dos doentes é tratada com corticosteróides sistémicos (CS), que são eficazes. Os fármacos adjuvantes são normalmente utilizados em combinação com o objetivo de aumentar a eficácia e ter uma ação poupadora de esteróides, permitindo assim reduzir as doses de CS de manutenção e os efeitos secundários dos CS. Apesar de as taxas de mortalidade e de remissão completa terem melhorado desde a introdução dos fármacos adjuvantes, isto acontece em comparação com controlos históricos; um estudo mais recente de doentes com PV tratados apenas com SC demonstrou resultados comparáveis aos dos estudos que utilizam adjuvantes.[19] Não existem estudos prospectivos e controlados que demonstrem de forma conclusiva os benefícios dos fármacos adjuvantes na PV. Por conseguinte, algumas autoridades respeitadas não utilizam fármacos adjuvantes, a menos que existam contra-indicações ou efeitos secundários do SC, ou se a redução da dose de SC estiver associada a recaídas repetidas. No entanto, a maioria dos centros utiliza fármacos adjuvantes como prática habitual. Em geral, os fármacos adjuvantes têm um início mais lento do que o SC e, por isso, raramente são utilizados isoladamente para induzir a remissão na PV.

- ESTERÓIDES:

Os CS sistémicos continuam a ser o tratamento de primeira linha para a PV. Uma das principais preocupações em doentes não complicados é quando se consegue um controlo rápido da doença através da monoterapia com CSs. O controlo da atividade da doença é normalmente alcançado em várias semanas. A remissão completa com tratamento mínimo necessita de meses, enquanto a remissão completa sem tratamento requer frequentemente vários meses ou mesmo anos de terapêutica.

Um segundo debate prende-se frequentemente com o facto de se começar com uma dose baixa ou alta de CSs. As orientações da EDF e da Academia Europeia de Dermatologia e Venereologia recomendam uma dose inicial de prednisolona de 0,5 mg-1,5 mg/kg/d e, se o controlo da doença não for alcançado no prazo de 2 semanas, pode ser administrada uma dose mais elevada de prednisolona (até 2 mg/kg). A dose óptima não foi validada. Um ensaio controlado não mostrou diferenças significativas relativamente à duração das remissões e às taxas de recaída aos 5 anos em doentes aleatorizados para tratamento com prednisolona oral em dose baixa (1 mg/kg/d) ou prednisolona oral em dose elevada (2,02,5 mg/kg/d) (⅛2). Quando a remissão é induzida e mantida com a cicatrização da maioria das lesões, a dose pode ser reduzida em 25%. A redução pode ser efectuada quinzenalmente com diminuições mais lentas quando se atingem doses inferiores a 20 mg/d.[22]

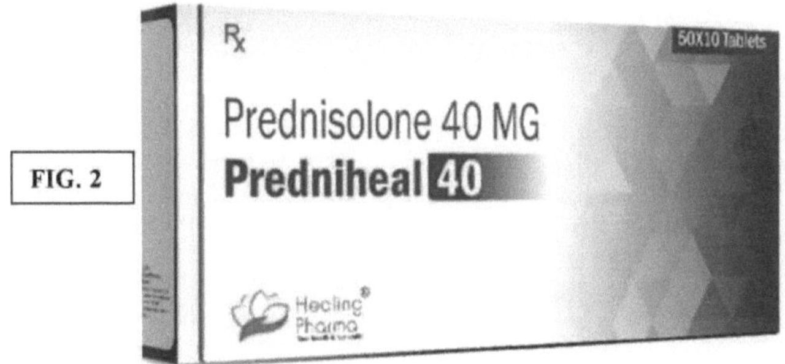

FIG. 2

Os corticosteróides podem ser combinados com um agente imunossupressor, particularmente quando se esperam complicações devidas ao uso prolongado (.4 meses), tais como hipertensão, diabetes mellitus e osteoporose.[23] Embora a superioridade dos esteróides mais a terapia adjuvante sobre a monoterapia com prednisolona seja discutível, um esforço considerável de pesquisa tem sido direcionado para encontrar o agente poupador de esteróides ideal.[24,25]Uma revisão sistemática recente que avaliou RCTs com terapia adjuvante com azatioprina, micofenolato mofetil (MMF), ciclofosfamida, ciclosporina, imunoglobulina intravenosa (IVIG), troca de plasma e infliximab em pacientes com PV concluiu que os adjuvantes não foram benéficos para alcançar a remissão, mas foram encontrados para diminuir coletivamente o risco de recaída em 29%.[26]

Se forem necessárias doses de prednisolona superiores a 100 mg/d, pode ser considerado um tratamento de pulso com esteróides orais ou intravenosos (IV). Um regime de betametasona IV em combinação com prednisolona oral em doentes com PV mostrou um tempo de remissão mais curto, resolução clínica (incluindo lesões orais) e efeitos adversos menores quando comparado com a monoterapia com prednisolona oral.[27] Um regime de pulsos comum utilizado é 100 mg/d de dexametasona IV durante 3 dias a cada 2-3 semanas (*//g.3*).[1] 8 No entanto, os CSs pulsados não parecem ter benefícios adicionais para além do tratamento convencional de primeira linha com prednisolona oral e adjuvantes imunossupressores.[19] A maioria dos estudos que investigam a eficácia do tratamento com esteróides em pulsos envolve doentes com PV refractária. Nestes doentes, a terapêutica pulsada com dexametasona IV pode ser uma alternativa fiável quando as outras opções falharam.

FIG .3

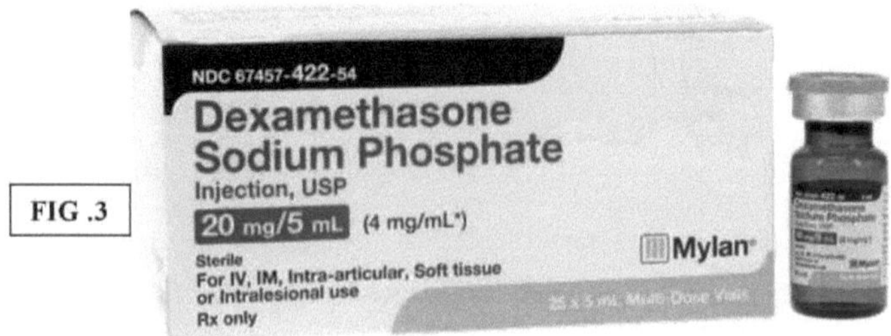

O tratamento de segunda linha, no caso de contra-indicações aos glucocorticóides ou de complicações devidas à utilização prolongada prevista (4 meses), consiste na utilização combinada ou única de imunossupressores como a azatioprina, MMF, dapsona, metotrexato, ciclofosfamida e ciclosporina. Nos últimos anos, a utilização de IVIG e de produtos biológicos como o infliximab e, especialmente, o rituximab, tem apresentado excelentes resultados em casos refractários.

- AZATIOPRINA:

A azatioprina é um dos principais adjuvantes utilizados na PV.[28] É considerada um imunossupressor adjuvante de primeira linha de acordo com as directrizes da EDF. A dose varia entre 1 e 3 mg/kg/d, com base na atividade da enzima tiopurina metiltransferase (TPMT), envolvida no metabolismo do fármaco. Quando os níveis de TPMT são elevados, são administradas doses normais de azatioprina (até 2,5 mg/kg/d) *fig.4)*, enquanto os adultos com PV e níveis intermédios ou baixos de TPMT devem receber uma dose de manutenção (até 0,5-1,5 mg/kg/d). A azatioprina não deve ser utilizada em doentes sem atividade de TPMT. Pode ser inicialmente administrada uma dose de 50 mg/d e, se não ocorrerem reacções idiossincráticas, pode ser aumentada após uma semana. Em caso de reacções idiossincráticas, deve ser descontinuada.[29,30] O principal benefício da azatioprina adjuvante é o seu efeito poupador de esteróides.[31] Foi relatado que a azatioprina requer uma dose cumulativa mais baixa de CS para a remissão, tendo alguns investigadores relatado um efeito poupador de esteróides superior quando comparado com o MMF e a ciclofosfamida,[32] enquanto outros concluíram que a ciclofosfamida é superior.[24] Os acontecimentos adversos do tratamento adjuvante com azatioprina diminuem quando comparados com a monoterapia com esteróides, sem qualquer comprometimento das taxas de remissão clínica.[33]

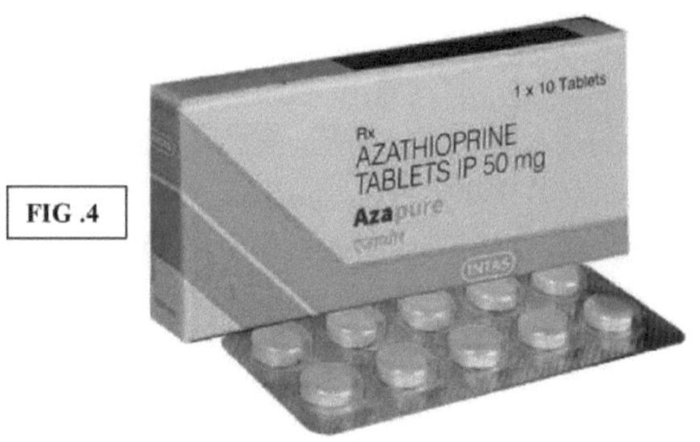

FIG .4

- MICOFENOLATO DE MOFETIL:

O MMF é um agente poupador de esteróides seguro.[34] É considerado um imunossupressor adjuvante de primeira linha de acordo com as directrizes da EDF. A dose óptima depende do peso, sendo recomendada uma dose de 2 g/d para um doente médio de 75 kg. Foram propostos aumentos progressivos da dose em 500 mg/semana *(fig.5)* até à dose final de 2 g/d para evitar acontecimentos adversos gastrointestinais.[17] A eficácia é objeto de debate. Num ECR recente, o MMF (2 ou 3 g/d) mais CSs orais não foi considerado superior quando comparado com CSs orais e placebo em doentes com PV ligeira ou moderada. O objetivo primário foi os doentes responderem ao tratamento.[35] Outros investigadores também não relataram qualquer benefício clínico utilizando MMF adjuvante aos esteróides em doentes com PV.[36] O MMF em combinação com prednisolona parece ter um papel benéfico mais proeminente em doentes com recidivas de PV29 ou em casos de PV refractária que falharam tratamentos anteriores.[37]

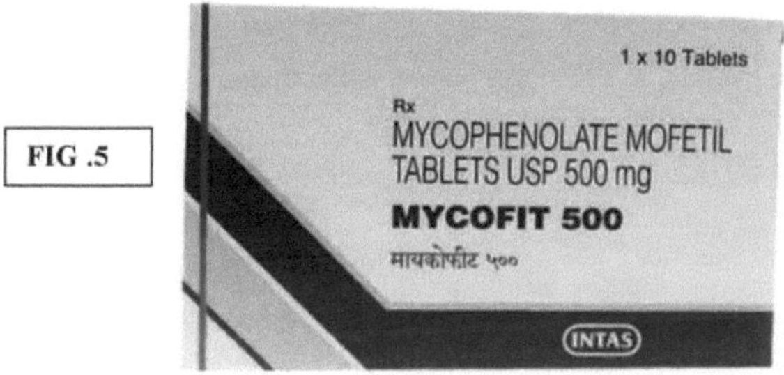

FIG .5

- CICLOFOSFAMIDA:

A ciclofosfamida é considerada uma terapia imunossupressora adjuvante de segunda linha, de acordo com as directrizes da EDF. Pode ser administrada como uma infusão IV de 500 mg ou como 2 mg/kg/d por via oral *(fig. 6)*. A monoterapia com ciclofosfamida não foi capaz de demonstrar qualquer benefício em relação à prednisolona. Alguns autores referem superioridade em relação à azatioprina ou ao micofenolato (complicações genitourinárias e linfopenia), o que limita ainda mais a utilização da ciclofosfamida.[26]

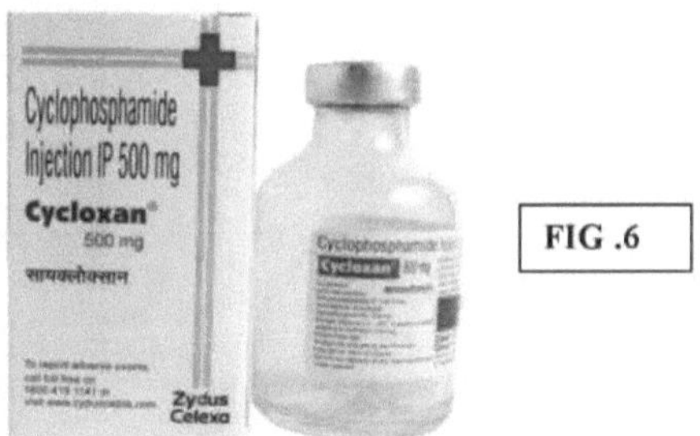

FIG .6

- DAPSONE:

A dapsona é recomendada numa dose de 100 mg/d ou até 1,5 mg/kg/d *(fig. 7)* como agente poupador de esteróides.[13] Um RCT relatou a superioridade da dapsona em relação ao placebo como agente poupador de esteróides quando

21

o objetivo primário era reduzir a prednisolona para 7,5 mg/d. No entanto, a dapsona não demonstrou qualquer benefício na remissão da doença.[38] Antes de iniciar a terapêutica com dapsona, deve ser testada a atividade sérica da G6PD.

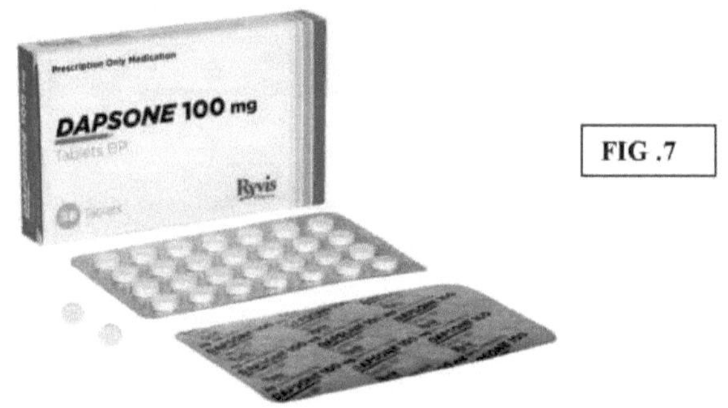

FIG .7

- METOTREXATO:

O metotrexato pode ser utilizado como agente poupador de esteróides numa dose de 10-20 mg/semana *(fig. 8)*.[13] Os dados da literatura que avaliam a sua eficácia no tratamento da PV são escassos. Um estudo retrospetivo recente relatou que 21 de 25 doentes diminuíram a gravidade da PV e foram capazes de reduzir os esteróides após 6 meses quando utilizaram terapêutica adjuvante com 15 mg de metotrexato por semana.[18]

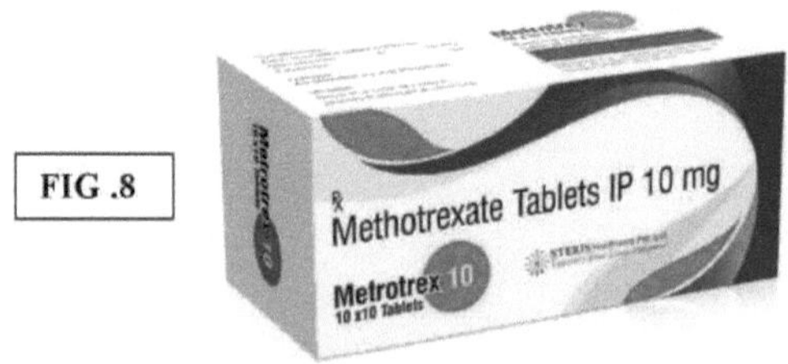

FIG .8

- RITUXIMAB:

O rituximab é um anticorpo monoclonal humanizado anti-CD20 com o potencial de reduzir os auto-anticorpos desmogleína e de esgotar seletivamente as células B.[19] O rituximab *(fig.9)* está indicado em doentes que permanecem dependentes de mais de 10 mg de prednisolona combinada com um adjuvante imunossupressor, de acordo com a EDF.

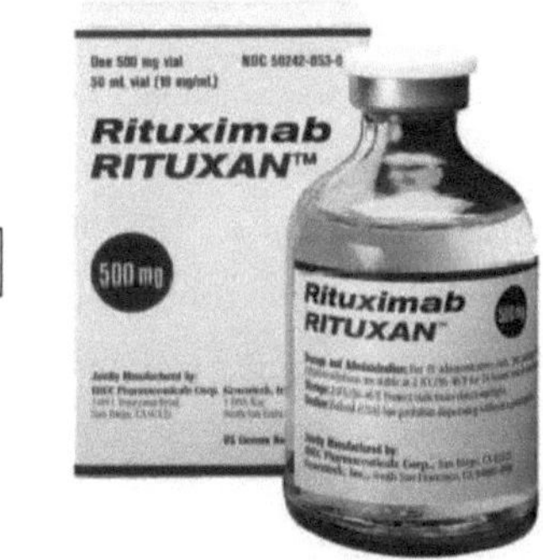

FIG .9

O esquema de administração na literatura é de 1.000 mg IV de 2 em 2 semanas ou 375 mg/m2 todas as semanas. A mesma dose pode ser administrada novamente em caso de recidivas clínicas. Uma meta-análise sobre o tratamento com rituximab no pênfigo grave mostrou uma remissão em aproximadamente 95% dos doentes. A infusão profiláctica após a remissão completa não parece proporcionar qualquer benefício adicional. A incidência de infecções graves foi de 3,9% com o protocolo semanal e de 15,21% com o protocolo quinzenal. No entanto, a incidência de infecções fatais imprevistas, como a leucoencefalopatia multifocal progressiva, não pode ser estimada devido à raridade da doença. Foi demonstrado que os antibióticos concomitantes a longo prazo e a profilaxia para o vírus do herpes reduzem drasticamente a taxa de infecções. O rituximab não elimina a necessidade de esteróides ou agentes imunossupressores, e a maioria dos doentes nos estudos publicados utilizou essa terapêutica juntamente com o rituximab. Antes de iniciar o tratamento, os médicos devem ter um objetivo e um ponto final específicos. Devem também estar conscientes dos seus potenciais efeitos secundários e da falta de informação sobre os seus efeitos a longo prazo. Os doentes devem ser cuidadosamente monitorizados durante e após a terapêutica.

- IMUNOGLOBULINAS INTRAVENOSAS:

O tratamento com IVIG pode ser utilizado na doença refractária ou em casos de contra-indicações para adjuvantes imunossupressores. A dose habitual é de 2 g/kg/ciclo IV administrada durante 2-5 dias consecutivos, mensalmente *(fig. 10)*. Um ensaio clínico randomizado multicêntrico que comparou várias doses de IVIG e infusão de placebo demonstrou o efeito benéfico da IVIG no tratamento do pênfigo refratário, indicando uma relação dose-resposta dos doentes tratados. A IVIG pode ser utilizada como terapêutica adjuvante para CSs sistémicos e adjuvantes imunossupressores. O tratamento deve ser efectuado ao longo de vários dias para evitar efeitos adversos como cefaleias e náuseas. A IVIG pode induzir meningite asséptica em doentes que sofrem habitualmente de enxaquecas e está contra-indicada em doentes com deficiência completa de IgA.[29]

FIG .10

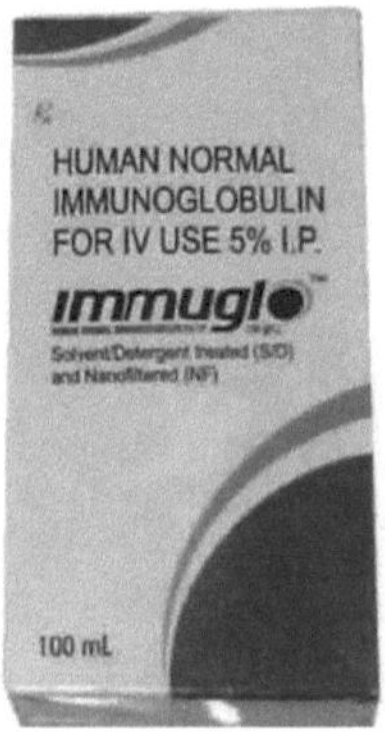

- INFLIXIMAB:

O infliximab é um anticorpo monoclonal quimérico contra o fator de necrose tumoral alfa (TNF-α). O TNF-α é fortemente expresso pelas células acantolíticas na PV. Existem vários relatos de casos e séries de casos de doentes com PV tratados com sucesso com infliximab (*fig.11*). Por outro lado, existem também várias séries de casos e um pequeno estudo comparativo que não mostram qualquer benefício em doentes com PV tratados com infliximab. Há também um caso de um doente tratado com infliximab para a artrite reumatoide que desenvolveu pênfigo foliáceo. No contexto da evidência atual, o infliximab não tem um papel no tratamento do PV.

FIG .11

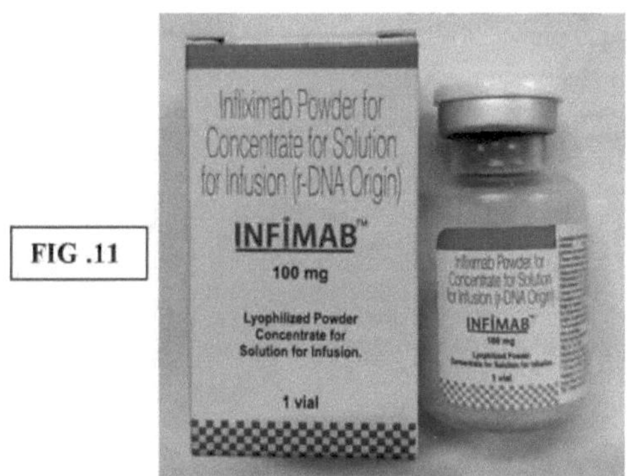

• OUTRAS ESTRATÉGIAS TERAPÊUTICAS

Para além dos agentes acima mencionados, outras estratégias terapêuticas para PV utilizadas por dermatologistas em todo o mundo na prática clínica incluem a imunoadsorção, a troca de plasma terapêutico - plasmaferese - e a fotoquimioterapia extracorporal.

- **IMUNOADSORÇÃO:**

A remoção rápida dos auto-anticorpos circulantes contra Dsg 1 e Dsg3 pode ser conseguida por imunoadsorção. Está indicada em doentes com PV refractária quando os CS combinados com azatioprina ou micofenolato não conseguem controlar a doença. O esquema recomendado são quatro tratamentos de imunoadsorção em 4 dias consecutivos (2,5 vezes o volume de plasma/d), repetidos após 4 semanas, se necessário. [13] O tratamento pode ser efectuado em combinação com agentes imunossupressores, como o rituximab e a ciclofosfamida. As contra-indicações incluem infecções sistémicas graves e doenças cardiovasculares, como terapia adjuvante. Os potenciais efeitos secundários a longo prazo (infertilidade, aumento do risco de cancro, infecções, superior à plasmaferese em termos de eficácia e segurança, e o elevado custo dos adsorventes são os principais factores limitantes.

- TROCA DE PLASMA TERAPÊUTICO - PLASMAFERESE

A plasmaférese é uma técnica extracorporal de purificação do sangue, na qual o sangue é continuamente removido do doente e separado em componentes celulares e plasma; os compartimentos celulares são devolvidos ao doente juntamente com um fluido de substituição, como a albumina. A troca de plasma foi descrita como uma terapia adjuvante eficaz em doentes com PV grave no controlo da atividade da doença através da redução dos níveis séricos de auto-anticorpos. A troca de plasma pode ser efectuada utilizando um dispositivo de centrifugação utilizado nos bancos de sangue. A plasmaférese de dupla filtração é um procedimento mais recente que prevalece atualmente devido à sua vantagem em termos de segurança. Na plasmaférese de dupla filtração, as imunoglobulinas são removidas seletivamente, enquanto a perda de albumina é minimizada. Não existe um protocolo padronizado para o número e frequência das sessões; no entanto, quatro ou cinco trocas de plasma, cada troca consistindo em 1-1,5 volumes de plasma, durante 7-10 dias, constituem uma terapia adequada a curto prazo para remover 90% da carga total inicial de imunoglobulina do corpo.

A troca de plasma é relativamente segura, e o risco de infeção que lhe está associado deve-se principalmente aos esteróides e imunossupressores administrados juntamente com a troca de plasma. Outros efeitos adversos transitórios e menores da troca de plasma que foram relatados incluem trombocitopenia, hipogamaglobulinemia, sobrecarga de fluidos levando a hipertensão e edema pulmonar, hipoproteinemia, anemia, leucopenia e hipocalcemia. Devido à rápida deslocação de fluidos que ocorre como resultado da remoção de proteínas, que mantêm a pressão osmótica, pode levar a problemas graves em doentes com função cardíaca comprometida.

- FOTOQUIMIOTERAPIA EXTRACORPORAL:

A fotoquimioterapia extracorporal consiste na recolha de células mononucleares com um separador de células, na sua irradiação com luz ultravioleta-A (UV-A) na presença de 8- metoxipso ralen e na reinfusão das células tratadas no doente. O mecanismo de ação ainda não foi totalmente esclarecido. Os conhecimentos actuais sugerem que a fotoquimioterapia extracorporal é um amplificador da imunogenicidade dos péptidos associados à classe I que estão presentes na superfície das células mononucleares recolhidas. Foi aprovada pela FDA (Food and Drug Administration) dos EUA para o tratamento do linfoma cutâneo de células T e foram relatados resultados encorajadores no tratamento de doenças não malignas do sistema imunitário, como a PV, a esclerodermia, o lúpus eritematoso sistémico, a artrite reumatoide, a diabetes mellitus autoimune, a rejeição de aloenxertos cardíacos e renais e a doença crónica do enxerto contra o hospedeiro. Existem algumas séries de casos de pacientes com PV tratados com fotoquimioterapia extracorpórea, com a maioria dos pacientes apresentando melhora clínica significativa e sem efeitos adversos.

TERAPIA PASSO A PASSO APÓS O CONTROLO DA DOENÇA

A EDF propôs um algoritmo de tratamento útil para utilização após a fase de consolidação. Os doentes necessitam normalmente de 1-3 meses para a cicatrização completa das lesões.

- Iniciar a redução gradual dos esteróides assim que a doença estiver controlada.

- Reduzir a prednisolona em 25% a cada 2 semanas. Quando o doente atinge uma dose de 20 mg, a redução é mais lenta. Uma redução de 5 mg a cada 4 semanas pode ser adequada para a maioria dos doentes.

- Se menos de 3 lesões reaparecerem durante a redução da terapêutica oral com CS, aumentar a dose para a última dose eficaz para o doente.

- Se o doente apresentar uma recaída (3 lesões), aumentar novamente a terapêutica com CS oral, recuando dois passos na dose anterior até se conseguir o controlo das lesões. Posteriormente, reiniciar a redução gradual dos esteróides sistémicos. Se não for possível obter o controlo da doença, voltar à dose inicial.

- Se os CSs orais forem administrados como monoterapia, adicionar um imunossupressor.

- Se os CS orais já estiverem associados a um imunossupressor, considerar a substituição de um imunossupressor de primeira linha por outro ou a utilização de um imunossupressor de segunda linha, incluindo imunoadsorção, IVIG ou rituximab.

- Monitorizar o doente relativamente a acontecimentos adversos e lembrar que a terapêutica imunossupressora prolongada aumenta o risco de efeitos secundários.

- Se for possível monitorizar os títulos de anticorpos anti-DSg, lembre-se de que a persistência de níveis elevados de anti-Dsg1 tem um valor preditivo positivo para recaídas cutâneas, enquanto a persistência de IgG anti-Dsg3 não indica necessariamente uma recaída nas mucosas.

PÊNFIGO FOLIÁCEO

O pênfigo foliáceo é uma doença rara em crianças, com exceção das formas endémicas de pênfigo foliáceo observadas no estado do Paraná, no Brasil, cuja epidemiologia aponta para uma causa infecciosa. Por vezes confundido com impetigo ou dermatite seborreica, o diagnóstico baseia-se na presença de lesões bolhosas e eritematosas disseminadas cobertas por crostas seborreicas; o sinal de

Nikolsky é positivo. [29]

TRATAMENTO E PROGNÓSTICO:

O prognóstico do pênfigo foliáceo é marcadamente melhor do que o do pênfigo vulgar, provavelmente devido à natureza mais superficial do processo de formação de bolhas. Muitos adultos com doença limitada são tratados com esteróides tópicos de alta potência. Os esteróides sistémicos e os imunossupressores (ciclosporina A, azatioprina, metotrexato ou ciclofosfamida) são os fármacos de eleição para os doentes com pênfigo foliáceo grave. A dapsona (4,4'-diaminodifenilsulfona) provou ser a base do tratamento para doentes com infiltrados de neutrófilos IgA intra-epidérmicos, outra doença cutânea vesiculosa mediada por auto-anticorpos, e tem sido utilizada com sucesso em adultos com pênfigo foliáceo. A meta-hemoglobinémia e a hemólise são complicações bem[31] conhecidas do tratamento com dapsona. Podem também ocorrer neutropenia e agranulocitose com risco de vida. [29]

PÊNFIGO PARANEOPLÁSICO (PNP)

Pênfigo é o nome das doenças mucocutâneas caracterizadas pela formação de bolhas intra-epiteliais, causadas por acantólise e associadas a auto-anticorpos contra proteínas da superfície celular do epitélio escamoso estratificado. No Pênfigo vulgar, o alvo é um antigénio de 130 kd, no Pênfigo foliáceo, um antigénio de 160 kd.[39]

TRATAMENTO E PROGNÓSTICO:

- Os cuidados iniciais destinam-se a tratar a super-infeção, se presente

- Compressas quentes, pensos não aderentes e pomada antibiótica tópica são úteis

- São necessários agentes imunossupressores potentes para diminuir a formação de bolhas

- Outras opções terapêuticas incluem a plasmaférese e a imunoférese

- No caso de neoplasias sólidas, deve tentar-se uma ressecção curativa

- O prognóstico é mau.[39]

PÊNFIGO BENIGNO FAMILIAR

A doença de Hailey-Hailey é uma doença cutânea autossómica dominante caracterizada por vesículas e placas dolorosas e pruriginosas que afectam as áreas intertriginosas.[30] Inicialmente descrita pelos irmãos Hailey em 1939, esta doença vesicular intra-epidérmica é uma doença crónica com múltiplas recorrências e opções terapêuticas limitadas. [34]

TRATAMENTO:

A PV é potencialmente letal, pelo que a imunossupressão sistémica é quase sempre necessária para o tratamento. O tratamento destina-se inicialmente a controlar rapidamente a doença, consolidando depois o controlo e mantendo-o até ser possível reduzi-lo gradualmente. Com o tratamento, cerca de metade dos doentes entram em remissão completa e duradoura ao fim de cerca de 5 anos. Inicialmente, o tratamento é feito com corticosteróides sistémicos (ou plasmaferese ou imunoglobulinas intravenosas), que normalmente produzem uma resposta em 2 semanas[40] .

4.2 PEMFIGÓIDE

INTRODUÇÃO

O penfigoide é um grupo de doenças bolhosas que têm uma apresentação morfológica diversificada e afectam a pele, a mucosa oral e outras membranas mucosas, isoladamente ou em combinação. Na literatura, a doença foi subclassificada em penfigoide bolhoso e penfigoide cicatricial (penfigoide da membrana mucosa) com base no órgão primário de envolvimento. Para além da apresentação clínica e de uma vesícula ou bolha subepitelial na análise histológica de rotina, o diagnóstico baseia-se em estudos de imunofluorescência directos e indirectos. Investigações recentes indicam que diferentes grupos clínicos de doentes com penfigoide produzem auto-anticorpos para diferentes moléculas na zona da membrana basal. Com base nestas observações recentes e numa revisão da literatura, é apresentado um ponto de vista segundo o qual nem todos os doentes com penfigoide cicatricial devem ser agrupados. Em vez disso, devem ser classificados em subgrupos - ocular, oral, etc. - com base no fenótipo clínico e no seguimento a longo prazo. Esta divisão facilitará a aplicação de planos de tratamento adequados e relevantes; se a evolução clínica se alterar, o diagnóstico pode ser ajustado. Esta estratégia evitará que os doentes com doenças limitadas à cavidade oral recebam medicamentos ou agentes sistémicos que podem ser mais prejudiciais do que benéficos. [41]A patogénese da PB inicia-se quando a IgG ou a IgM se ligam aos antigénios da PB, o que resulta na fixação do complemento e na infiltração de leucócitos com subsequente descolamento dos queratinócitos basais da BMZ. As lesões conjuntivais em doentes com penfigoide têm uma maior predominância de infiltração de células T e pensa-se que este facto desempenha um papel no processo de cicatrização. A IFD em doentes com PB demonstra uma deposição uniforme e linear de IgG e/ou complemento ao longo da BMZ da pele perilesional. Observações semelhantes são observadas em biópsias da mucosa oral em doentes com OMMP. No entanto, a obtenção de uma biopsia gengival de diagnóstico da OMMP é tecnicamente difícil e pode resultar num defeito periodontal. Além disso, o epitélio desprende-se frequentemente da lâmina própria subjacente ou perde-se durante o processamento do tecido, o que leva a uma preparação inadequada do tecido e à ausência de interpretação ou a uma interpretação deficiente do tecido processado.[19]

PENFIGÓIDE BOLHOSO

A BP é uma dermatose bolhosa subepidérmica autoimune definida imunologicamente pela existência de auto-anticorpos dirigidos contra proteínas estruturais encontradas nos hemidesmossomas da junção dermo-epidérmica. Estas proteínas, denominadas antigénio BP1 (BPAGl) ou AgBP230, e BPAG2 (ou AgBP180 ou colagénio XVII) têm massas moleculares respectivas de 230 e 180 kDa. Os auto-anticorpos estão localizados *in vivo* ao longo da membrana basal da epiderme. A PB é encontrada maioritariamente em idosos. No entanto, também foram registados casos em crianças.[42]

TRATAMENTO:

Os doentes com lesões localizadas de PB podem ser tratados com esteróides tópicos de alta potência, enquanto os doentes com doença grave requerem a utilização de corticosteróides sistémicos isolados ou combinados com fármacos imunossupressores, como a azatioprina, a ciclofosfamida ou o micofenolato. Os doentes com níveis moderados de doença podem evitar a utilização de esteróides sistémicos através da utilização de dapsona ou de uma combinação de tetraciclina e nicotinamida.[42]

PENFIGÓIDE DA MEMBRANA MUCOSA

O penfigoide da membrana mucosa (PMM) é uma doença vesicular sub-epitelial mediada imunologicamente que afecta principalmente as membranas mucosas. O penfigoide da membrana mucosa é caracterizado pela formação de auto-anticorpos contra alvos moleculares heterogéneos na zona da membrana basal epitelial (BMZ).

Subtipos de MMP

Existem seis subgrupos de MMP, com características clínicas distintas em termos de tecidos afectados e diferentes padrões de patologia imunológica e especificidade antigénica dos auto-anticorpos que são

1. **O penfigoide oral ou OMMP** (doentes com lesões orais apenas), tem uma baixa frequência de achados positivos de imunofluorescência indireta (IIF) e nenhuma reatividade serológica aos BP Ags ou a outros antigénios MMP atualmente reconhecidos. O antigénio alvo ainda não é claro, embora recentemente tenham sido demonstrados anticorpos contra uma proteína da mucosa oral de 168 kDa em seis doentes.

2. O **penfigoide cicatricial anti-epiligrina (AECP) (**doentes com formação de bolhas nas membranas mucosas e na pele), que é raro e se caracteriza por uma reatividade serológica apenas no lado dérmico da pele dividida em sal e por um baixo título de anticorpos IgG circulantes para BMZ no FII que, com a imunoprecipitação ou o immunoblotting, foram reconhecidos como anticorpos anti-laminina 5 (epiligrina). O antigénio alvo foi identificado como a subunidade a3 da laminina 5 (epiligrina) ou as subunidades a3 e c2 da laminina 5 ou as cadeias b3 e c2 da laminina 5. A doença é subnotificada, provavelmente devido à dificuldade de a distinguir de outras formas de PC ou ABE. É particularmente difícil distinguir o AECP do EBA porque os auto-anticorpos anti-BMZ nestes doentes ligam-se ambos ao lado dérmico da pele com fissuras salinas. Esta distinção é significativa, dada a demonstração de que os doentes com AECP têm uma maior incidência de cancro sólido em comparação com a população normal. O diagnóstico de AECP baseia-se nos seguintes critérios;

- Lesões vesiculares subepiteliais crónicas das membranas mucosas e da pele
- In situ e
- Auto-anticorpos IgG anti-BMZ circulantes contra a lâmina lúcida inferior na sua interface com a lâmina densa e auto-anticorpos IgG circulantes que precipitam imunologicamente a epiligrina/laminina 5 a partir de extractos de queratinócitos humanos, meios de cultura ou ambos.

4. **Penfigoide mucoso anti-BP Ag** (lesões da mucosa oral e da pele com ou sem

lesões de outras mucosas) com achados de FII semelhantes aos do BP (elevada frequência de auto-anticorpos circulantes) e uma reatividade frequente elevada aos BP Ags.

3. **Penfigoide ocular** (doentes com lesões oculares com ou sem lesões orais) com uma baixa frequência de IgG e C3 e depósitos muito maiores de fibrina em amostras de biopsia, IIF negativo em pele dividida em sal e serologia negativa contra antigénios BP por immunoblotting e imunoprecipitação. Os soros destes doentes reconhecem uma proteína de 205 kDa com homologia com a integrina b4 ou uma proteína de 45 kDa. Alguns autores mostraram a presença de depósitos imunitários na lâmina lúcida superior da BMZ em seis doentes com PCO puro, enquanto os reagentes imunitários estavam localizados na parte inferior da lâmina lúcida e na lâmina densa da BMZ (conjuntiva,

mucosa bucal e pele) em sete doentes com PCO e sugeriu que a PCO pura pode ser uma entidade patológica distinta da PC mucocutânea

5. Um quinto grupo é constituído por doentes com **anticorpos dirigidos contra mais do que um antigénio Penfigoide** anti-p200caracterizado por auto-anticorpos contra uma proteína de 200 kDa (p200) da DEJ, distinta de todos os principais auto-antigénios DEJ conhecidos e que se pensa ser importante para a adesão célula-matriz. A P200 é uma proteína não colagénica, que contém N-glicanos mas não possui oligossacáridos ligados a O e cadeias laterais de sulfato de condroitina/heparano. O penfigoide anti-p200 é caracterizado pela ligação de auto-anticorpos IgG circulantes ao lado dérmico da pele dividida em NaCl 1 M e pela reatividade destes auto-anticorpos com um antigénio único de 200 kDa em imuno-lotagem de extrato dérmico. No exame de microscopia eletrónica imunológica, estes auto-anticorpos depositam-se na interface lâmina lúcida-lâmina densa.

Tratamento e prognóstico:

A dermatose bolhosa linear por IgA é normalmente uma doença crónica com períodos de exacerbação seguidos de remissão, mas a doença pode desaparecer por completo. Até 52% dos doentes sofrem remissão. No entanto, a taxa de recorrência é elevada e cada episódio tem um curso prolongado. A dapsona é eficaz no tratamento da dermatose bolhosa linear por IgA. A sulfapiridina, uma sulfonamida, tem sido utilizada em doentes com dermatose bolhosa linear por IgA que não toleram a dapsona. As lesões cutâneas são contidas no prazo de 1 a 2 dias após o tratamento, mas podem recidivar no prazo de 1 a 2 dias após a interrupção do tratamento. As lesões das mucosas não respondem tão bem e podem persistir mesmo após o controlo das lesões cutâneas; por conseguinte, a maioria dos doentes com lesões das mucosas é tratada com a combinação de uma dose moderada de dapsona e uma dose baixa de prednisona. Alguns estudos descobriram que os depósitos de IgA permanecem após a resolução das lesões.[19]

Epidermólise bolhosa adquirida: É uma doença imunologicamente mediada caracterizada por auto-anticorpos dirigidos contra o colagénio tipo VII (que desempenha um papel importante na ligação do epitélio ao tecido conjuntivo subjacente). Como resultado, a sua destruição imunológica leva à formação de lesões bolhosas da pele e da mucosa com um traumatismo mínimo. Para distinguir a epidermólise bolhosa adquirida de outras doenças imuno-bolhosas com fissuras sub-epiteliais, é efectuada uma técnica especial. Nesta técnica, a pele perilesional é incubada numa solução salina concentrada que faz com que o epitélio se separe do tecido conjuntivo, formando uma bolha artificial. A avaliação por IHC mostra a deposição de auto-anticorpos IgG no pavimento da bula, onde reside o colagénio de tipo VII. Em contraste com a maioria das formas de MMP, em que os auto-anticorpos estão normalmente localizados no teto da bolha induzida.[43]

TRATAMENTO E PROGNÓSTICO:

A PMM não é uma entidade única nem tem uma história natural previsível. Em alguns doentes, a doença é localizada e tem um curso lentamente progressivo sem complicações; noutros, é devastadora, com morbilidade grave.

Setterfield et al, *1998:* Não estão disponíveis critérios de prognóstico objectivos fiáveis, embora tenha sido sugerido que uma resposta dupla de anticorpos com IgG e IgA significa uma PMM mais persistente e grave.

No entanto, nem todos os doentes com MMP têm autoanticorpos circulantes detectáveis.

Os doentes que apresentam lesões orais ligeiras podem não necessitar de tratamento, uma vez que o risco de efeitos secundários terapêuticos ultrapassa o benefício do tratamento. Muitos doentes desenvolvem uma tolerância às lesões orais e deixam de se queixar de desconforto oral, apesar da persistência de doença ligeira. Como a doença é considerada autoimune, a primeira linha de tratamento para quem tem apenas lesões orais é o uso de corticosteróides tópicos, como a fluocinonida. No entanto, este tratamento falha frequentemente. A administração periódica de corticosteróides sistémicos, como a prednisona, pode ser bem sucedida em alguns doentes, enquanto outros não notam qualquer melhoria. Os doentes resistentes à terapêutica com corticosteróides podem beneficiar da terapêutica com dapsona (avlosulfona) ou da terapêutica combinada com tetraciclina e nicotinamida. Em todos os casos que envolvam a gengiva, recomenda-se uma excelente higiene oral para reduzir a placa bacteriana. Os factores a ter em conta no tratamento da MMP são a sua localização, gravidade e taxa de progressão. Em doentes de baixo risco com lesões confinadas à mucosa oral e/ou pele, são aconselhados corticosteróides tópicos, tais como acetonido de triamcinolona a 0,1%, acetonido de fluocinolona a 0,05% ou propionato de clobetasol a 0,05% em orabase, aplicados 3-4 vezes por dia durante 9-24 semanas. Em doentes com erosões isoladas, podem ser utilizadas injecções intralesionais de corticosteróides de triancinolona numa solução de 5-10 mg/ml *(fig.12)*.

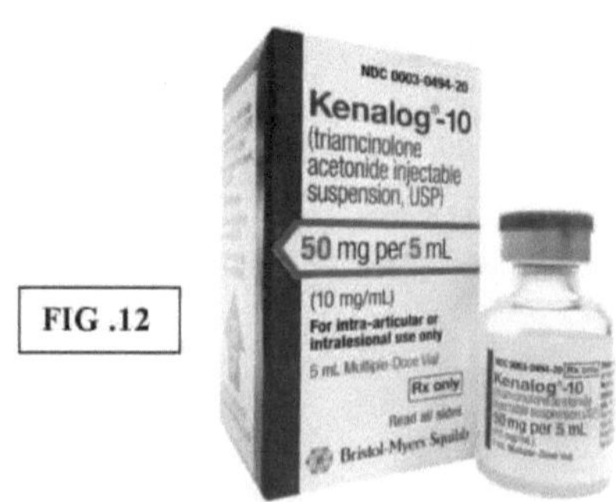

FIG .12

Nos indivíduos que apresentam lesões gengivais sob a forma de gengivite descamativa, recomenda-se o propionato de clobetasol a 0,05% *(f/g.13)*, com nistatina 100.000 UI *(f/g.14)* para evitar a sobreinflexão da candidíase. Quando a MMP afecta o palato, o esófago ou a mucosa nasal, pode ser prescrito dipropionato de beclometasona ou budesonida (50-200 µg). O tacrolimus tópico a 0,1% em pomada, associado à prednisona 40 mg/dia por via oral, tem apresentado bons resultados, com resolução das lesões após três meses de tratamento e efeito preventivo da doença. Dependendo da resposta do paciente, outras alternativas podem ser consideradas, como 100 mg de doxiciclina por dia durante 8 semanas ou minociclina 50-100 mg/dia durante 3-39 meses, ou nicotinamida 2-3 g/dia.

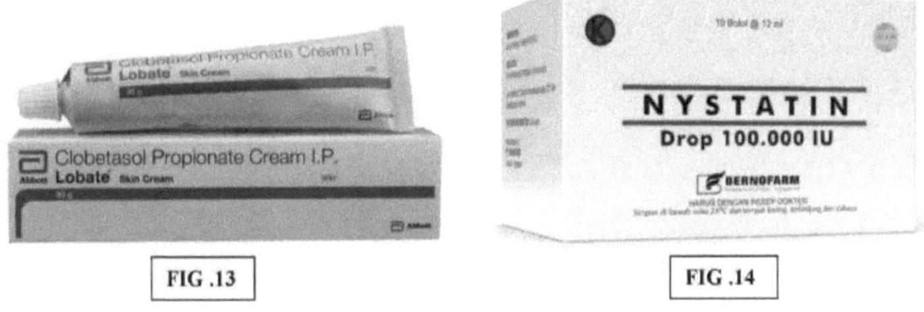

FIG .13 · FIG .14

Em doentes de alto risco com lesões orais múltiplas, propagação rápida da doença a outras mucosas, como os olhos, genitais, esófago ou zona nasofaríngea, ou lesões recorrentes, a administração de prednisona 1 -2 mg/kg/dia (f/g.*15*), com redução gradual da dose, e imunossupressores como a ciclofosfamida (0,5-2 mg/kg/dia)(*f/g.16*), a azatioprina 1-2 mg/ kg/dav(*f/gf*), ou o micofenolato mofetil 2-2,5 g/dia(*f/g.18*), tem sido descrita.

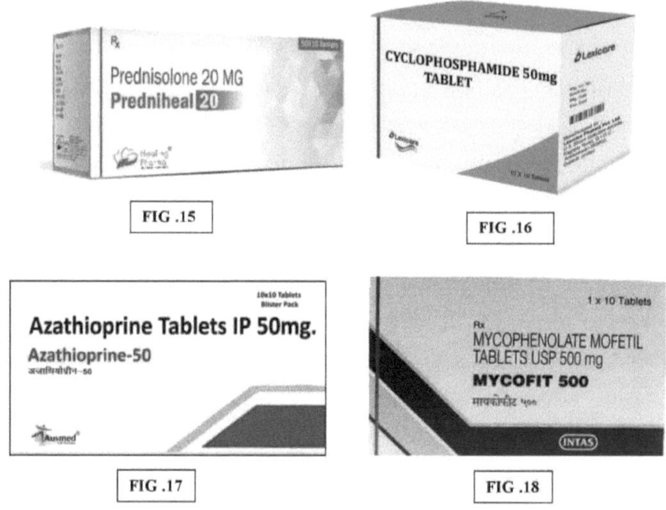

FIG .15

FIG .16

FIG .17

FIG .18

Outra opção de tratamento é a dapsona (50-200 *mg/dia) (fig.19),* durante 12 semanas. O tratamento é iniciado com 25 mg durante três dias, seguido de aumentos de 25 mg de três em três dias até atingir uma dose de 100 mg, seguida de um aumento da dose para 150 mg. A monitorização das análises sanguíneas é importante para evitar o aparecimento de efeitos secundários.

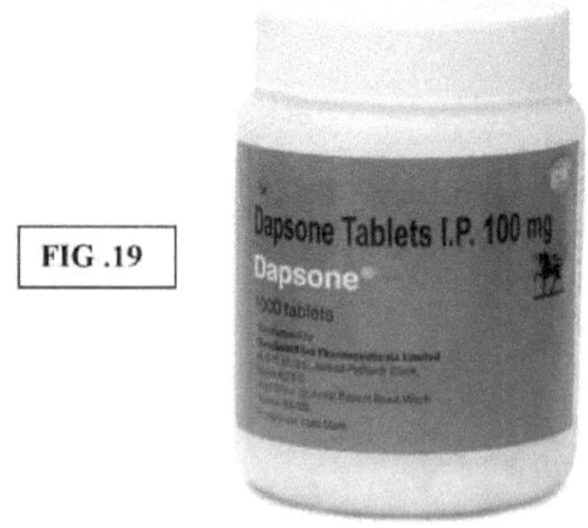

FIG .19

Outros fármacos utilizados incluem o metotrexato, que em doses baixas impede a progressão da cicatrização conjuntival em 72% dos doentes, o fator de necrose tumoral alfa, a leflunomida ou a sulfonamida (considerada uma alternativa à dapsona, administrada na dose de 1,5-3 g/dia). Por sua vez, as opções menos utilizadas são as imunoglobulinas intravenosas (1-2 g/kg/ciclo), a plasmaférese nos doentes com lesões oculares refractárias aos corticosteróides e aos imunossupressores e, como última opção, a cirurgia para evitar complicações como a cegueira, as estenoses esofágicas ou a estenose das vias aéreas superiores.

4.3. ERITEMA MULTIFORME

4.3. ERITEMA MULTIFORME

INTRODUÇÃO

O eritema multiforme (EM) é uma doença mucocutânea aguda que surge principalmente como pápulas simétricas, evoluindo mais tarde para lesões em alvo ou em irisl com uma periferia eritematosa e uma zona central de necrose. Outras características incluem bolhas e vesículas. As lesões surgem normalmente de forma bilateral nas superfícies dorsais das mãos e dos pés. As membranas mucosas da cavidade oral, do nariz, dos olhos e dos órgãos genitais também podem ser afectadas. As lesões orais apresentam-se como erosões crostosas nos lábios ou ulcerações e erosões intra-orais. A EM é definida como ligeira quando apenas uma membrana mucosa, normalmente a boca, é afetada e como grave se a extensão do envolvimento da membrana mucosa for maior. [38]

TRATAMENTO E PROGNÓSTICO:

Na EM ligeira, o tratamento sintomático inclui manter a boca limpa com um elixir bucal suave. Na EM maior, os corticosteróides tópicos com anti-fúngicos podem ajudar a controlar a doença. Para todas as formas de EM, o tratamento sintomático, incluindo anti-histamínicos orais, analgésicos, cuidados locais com a pele e colutórios calmantes. A utilização de anti-sépticos líquidos, como a clorexidina a 0,05% *(Fig.20)*[2]

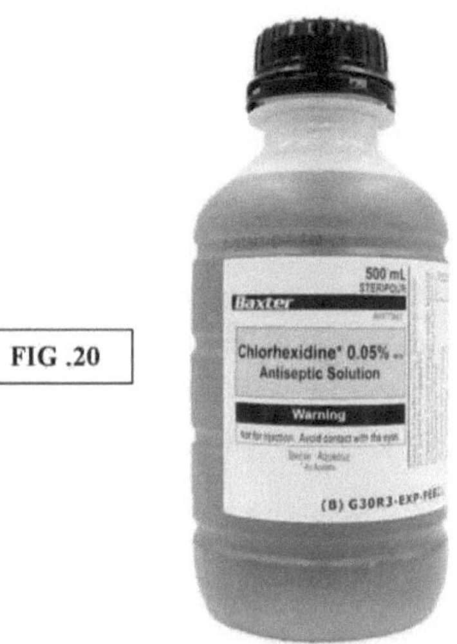

FIG .20

A terapêutica precoce com prednisona sistémica (0,5 a 1,0mg/kg/dia) *(Fig. 2) ou* metilprednisolona de pulso (1mg/kg/dia durante 3 dias) é eficaz. Um autor sugere a redução gradual da prednisolona oral ao longo de 7 a 10 dias, enquanto Patterson et al sugerem uma dose elevada de corticosteróides para doentes com EMM seguida de um curso gradual de quatro semanas.

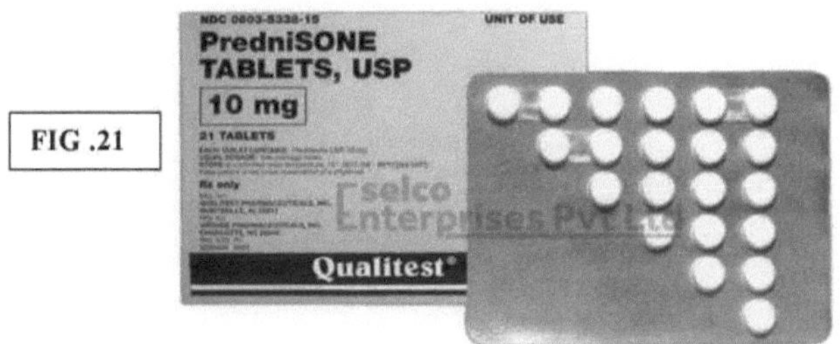

FIG .21

Também foi descrita a utilização de metilprednisolona intravenosa (IV) em dose pulsada (3 infusões diárias consecutivas de 20-30mg/kg até um máximo de 500mg administradas durante 2 a 3 horas), sugerindo que esta abordagem é superior à prednisona oral porque o maior benefício é observado quando o tratamento é administrado o mais cedo possível na progressão do insulto cutâneo.

Kardaun e Jonkman propuseram recentemente a pulsoterapia com dexametasona (1,5mg/kg IV durante 30 a 60 minutos em 3 dias consecutivos) (*Fig.22*). para evitar a utilização prolongada de corticosteróides sistémicos. Os autores descreveram os efeitos pleomórficos da dexametasona no sistema imunitário, incluindo a inibição da apoptose epidérmica por vários mecanismos. Estes mecanismos incluem a supressão de várias citocinas, como o TNF-alfa; a inibição da apoptose induzida pelo interferão-gama; e a inibição da apoptose dos queratinócitos mediada pelo Fas.

Independentemente da dose ou da via de administração, é evidente que os defensores da utilização de corticosteróides sistémicos defendem a administração precoce no decurso da doença. Promovem a utilização de doses elevadas administradas num período curto (número de dias) e com uma redução gradual adequada da medicação.

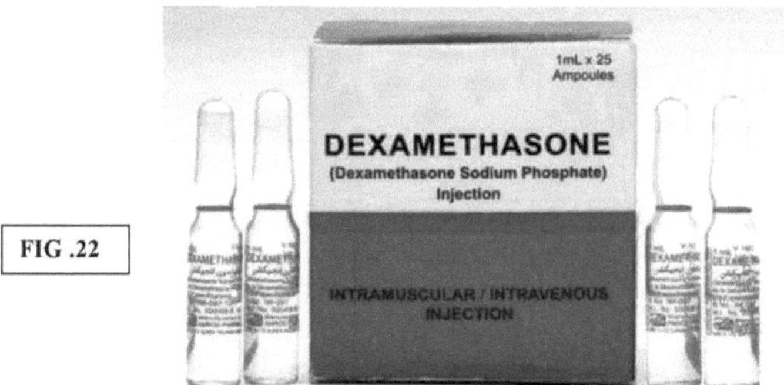

FIG .22

4.4. LICHEN PLANUS

INTRODUÇÃO:

O líquen plano é uma doença autoimune crónica mucocutânea que pode afetar a mucosa oral, a pele, a mucosa genital, o couro cabeludo e as unhas. A doença tem sido mais frequentemente registada em doentes de meia-idade, mais frequentemente em mulheres do que em homens. O líquen plano oral também é observado em crianças, embora seja raro. [44]

TRATAMENTO E PROGNÓSTICO:

Líquen plano reticular:

Normalmente, não produz sintomas e não é necessário tratamento. Ocasionalmente, os doentes afectados podem ter candidíase sobreposta. Nestes casos, é necessária uma terapêutica antifúngica.

Líquen plano erosivo:

Trata-se de uma doença imunologicamente mediada, pelo que a aplicação de corticosteróides (por exemplo, fluocinomida, betametasona *(Fig. 23)* e clobetasol *gel (Fig. 24)* várias vezes por dia nas zonas mais sintomáticas é normalmente suficiente para induzir a cura no prazo de 1 ou 2 semanas. O doente deve ser alertado para o facto de a doença poder voltar a surgir e, nesse caso, os corticosteróides devem ser novamente aplicados. Os doentes devem ser avaliados a cada 3-6 meses, especialmente se as lesões não forem típicas.

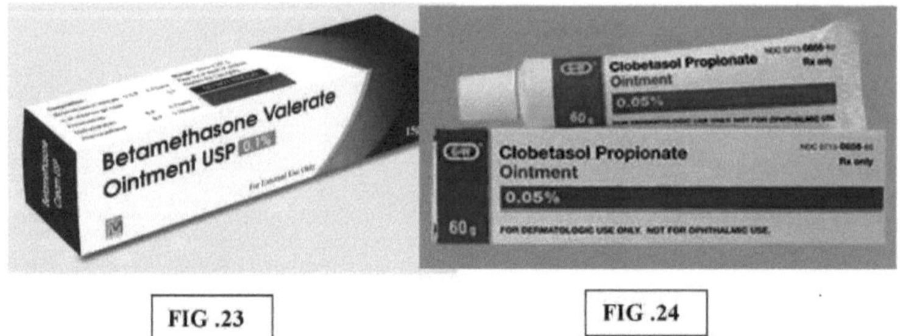

FIG .23   FIG .24

• CORTICOSTERÓIDES:

Até à data, os corticosteróides continuam a ser a primeira escolha de tratamento para o líquen plano, sendo os agentes mais esperados e bem sucedidos no tratamento do líquen plano. A eficácia dos corticosteróides no tratamento do líquen plano é atribuída principalmente às suas acções anti-inflamatórias e imunossupressoras. Induzem efeitos metabólicos variados, modificam a resposta imunitária do organismo a diversos estímulos e diminuem a inflamação, revertendo o aumento da permeabilidade capilar e suprimindo a atividade dos neutrófilos polimorfonucleares. Podem ser utilizados por via tópica, intralesional ou sistémica.

• TERAPIA TÓPICA COM ESTERÓIDES:

Os corticosteróides tópicos de alta potência num meio adesivo parecem ser o tratamento mais seguro e eficaz das lesões ligeiras a moderadamente sintomáticas. Para aplicações tópicas, são prescritos sob a forma de géis, cremes, pomada com Orabase *(Fig.25)* (Kenalog em Orabase®) ou enxaguamento oral. Estão disponíveis vários corticosteróides tópicos, nomeadamente o gel de propionato de clobetasol a 0,05%; o gel de valerato de betametasona a 0,1% ou 0,05%; o gel de fluocinonida a 0,05%; a pomada ou creme de butirato de clobetasol a 0,05% *(Fig. 26);* e a pomada de acetonido de triamcinolona a 0,1%.3 Os doentes são instruídos a aplicar uma camada fina do corticosteroide tópico prescrito até 3-4 vezes por dia. Os doentes são aconselhados a não comer ou beber durante 30 minutos após a aplicação.

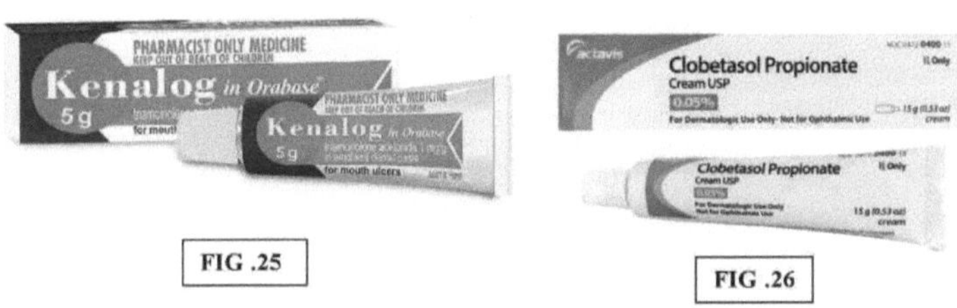

FIG .25   **FIG .26**

A suspensão aquosa tópica de acetonido de triancinolona é comprovadamente eficaz na redução do eritema e das ulcerações das mucosas. A vantagem da aplicação tópica de esteróides em relação à administração sistémica é que os efeitos secundários são menores. A utilização prolongada de esteróides tópicos em áreas ulceradas pode levar a complicações locais, como branqueamento da mucosa, hipopigmentação da área aplicada, atraso na cicatrização da ferida com aumento da friabilidade da mucosa e, frequentemente, complicações sistémicas, como a síndrome de Cushing, supressão reversível do eixo hipotálamo-pituitária-adrenal (HPA), hiperglicemia ou glicosúria. Isto deve-se à rápida absorção de esteróides a partir de áreas desnudadas da mucosa oral, o que leva aos seus níveis mais elevados toleráveis num curto espaço de tempo. Ahadian et al., em 2012, realizaram um estudo sobre a comparação de dois colutórios com corticosteróides, ou seja, dexametasona (0,1%) e triancinolona (0,2%), no tratamento de 44 doentes sintomáticos com LPO durante 4 semanas e concluíram que ambos os colutórios foram úteis na redução da dor e na diminuição do tamanho da lesão. No entanto, em comparação com ambos os colutórios, o colutório com dexametasona *(Fig. 27)* foi considerado mais eficaz.

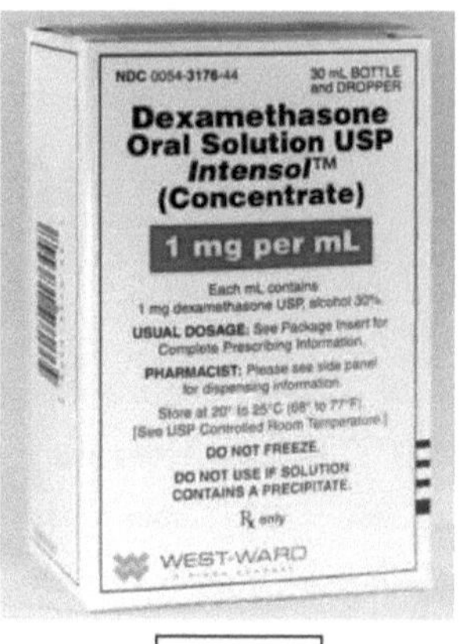

FIG .27

- TERAPIA ESTEROIDE INTRA-LESIONAL:

A injeção intra-lesional de corticosteroide para lesões graves envolve a injeção subcutânea de 0,2-0,4 ml de uma solução de 10 mg/mL de acetonido de triamcinolona *(Fig. 28)* (injeção Avcort®, injeção Comcort®) utilizando uma seringa de tuberculina de 1,0 ml de calibre 23 ou 25. Os principais inconvenientes da utilização de corticosteróides intralesionais são a atrofia dos tecidos, a candidíase secundária e as dificuldades nas lesões gengivais.

FIG .28

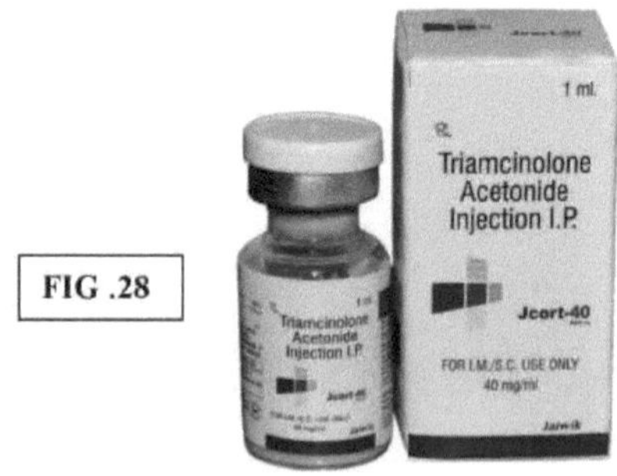

- TERAPIA SISTÉMICA COM ESTERÓIDES:

Indicado em doses elevadas (1,5-2 mg/kg/dia) para doentes com LPO atrófico erosivo grave recalcitrante em que as abordagens tópicas falharam ou para envolvimento mucocutâneo difuso. No entanto, são possíveis efeitos adversos mesmo com cursos curtos. O esteroide sistémico mais frequentemente prescrito para tratar o LPO é a prednisona. É prescrita uma dose única diária matinal de 40-80 mg de prednisona *(fig. 29)* durante 10 dias. Se os corticosteróides forem utilizados para uma terapêutica prolongada, não devem ser interrompidos abruptamente, uma vez que podem provocar um surto da doença subjacente para a qual os esteróides foram prescritos e causar insuficiência suprarrenal aguda devido à supressão do eixo HPA. No entanto, podem ocorrer outros efeitos secundários adversos possíveis, tais como insónia, diarreia, alterações de humor, nervosismo, retenção de líquidos, fraqueza muscular, hipertensão e diminuição da resistência às infecções. Na maioria dos doentes submetidos a terapêutica com prednisona sistémica, observa-se uma resposta clínica rápida e impressionante. Uma vez resolvidos os sintomas, deve ser introduzido um agente tópico para manutenção e para reduzir o risco de exacerbações agudas. No estudo de Silverman et al., uma percentagem muito mais elevada de doentes atingiu um estado livre de sintomas apenas com corticosteróides tópicos do que com corticosteróides sistémicos ou uma combinação de corticosteróides sistémicos e tópicos.

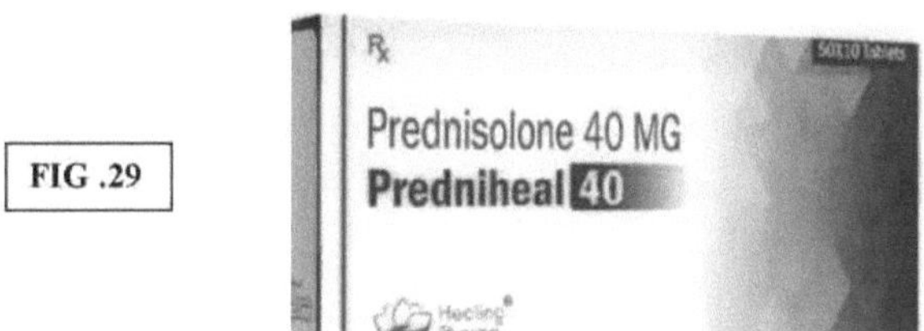

FIG .29

Outra abordagem para reduzir a

A dose de prednisona total é a prescrição de um agente poupador de esteróides, como o medicamento imunossupressor azatioprina (50-100 mg/dia) *(fig. 30)* ou levamisole (150 *mg/dia) (fig. 31)*. A azatioprina parece atuar em sinergia com a prednisona para reduzir a inflamação e a dose combinada permite também reduzir a dose terapêutica de esteróides. O levamisol numa dose de 150 mg/dia e a prednisolona 25 mg/dia durante 3 dias consecutivos por semana, durante 4-6 semanas, apresentaram melhores resultados no tratamento do LPO erosivo.

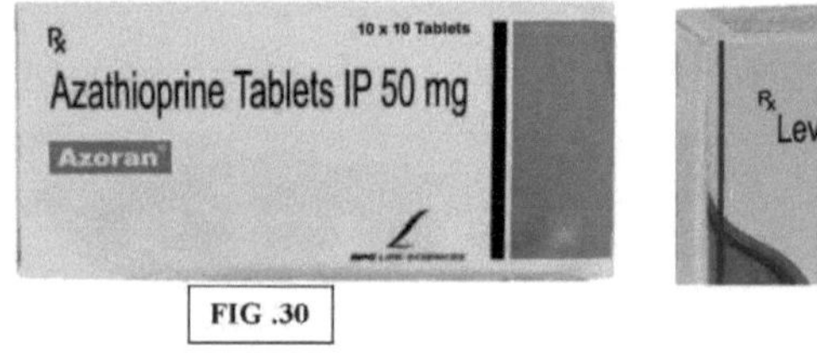

FIG .30

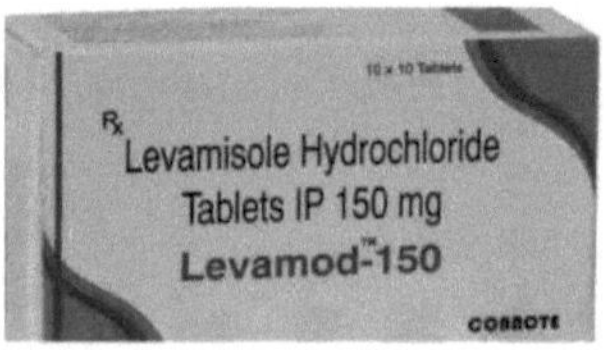

FIG .31

- IMUNOSSUPRESSOR:

Estes agentes modulam o sistema imunitário. Induzem uma diminuição substancial das células T e uma redução correspondente das células activadas CD25-positivas e das células apresentadoras de antigénios, possivelmente por inibição da produção de interferão-gama. Ciclosporina É um medicamento imunossupressor muito utilizado que pertence a uma família de polipeptídeos cíclicos derivados do fungo Tolypocladium ianflatum. É utilizado para prevenir a rejeição de transplantes de órgãos. A ciclosporina tópica pode ser utilizada sob a forma de elixires bucais ou de uma base adesiva. Os doentes são aconselhados a bochechar e cuspir 5 ml de elixir bucal, ou seja, 100 mg de ciclosporina/ml 3 vezes por dia durante 4 semanas ou 0,025% de ciclosporina *(fig. 32) numa* base adesiva a aplicar 4 vezes por dia.

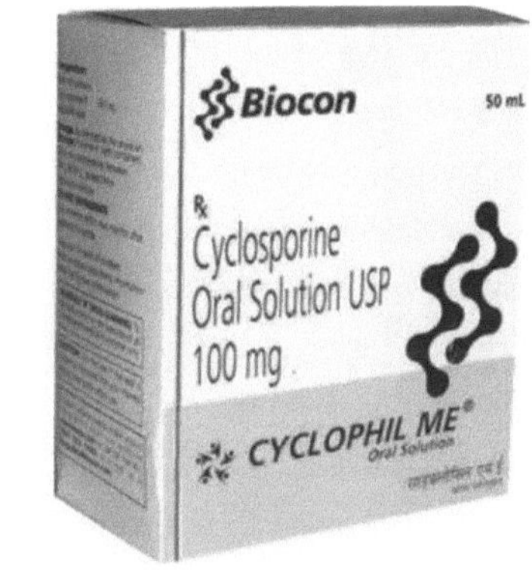

FIG .32

O tratamento sistémico tem sido utilizado em casos graves resistentes e no envolvimento cutâneo oral ou ulcerativo do pé. Para os adultos, 1-2 mg/kg/dia PO é a dose inicial recomendada e, se não houver resposta no padrão da doença, a dose pode ser aumentada para 5 mg/kg/dia. A ciclosporina está disponível em cápsulas de 25 e 50 mg (*fig. 33)* (Immusol®, Immusporine®), solução oleosa de 100 mg/ml (Katzung®) e enxaguamento oral de 100 mg/ml (sandimmun neoral®). As funções renal e hepática têm de ser avaliadas antes da utilização, uma vez que o medicamento é hepatotóxico e nefrotóxico. Outros efeitos adversos incluem hipertensão, aumento das gengivas, hipercalemia, hipomagnesemia, pancreatite e parestesia. Devido aos efeitos adversos graves e ao facto de as lesões orais serem frequentemente crónicas, a utilização é limitada.

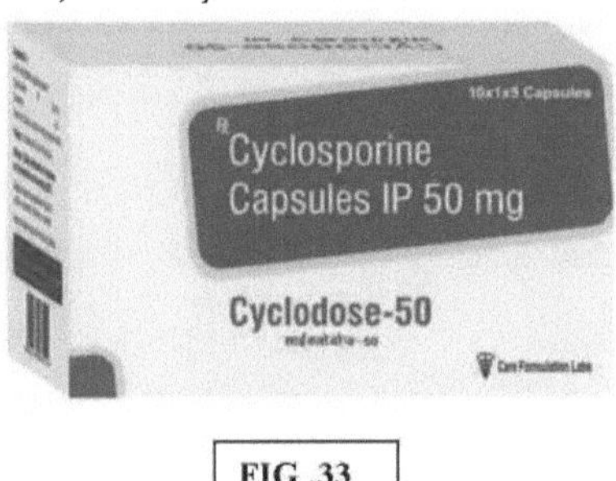

FIG .33

O tacrolimus é uma forma macrólida de imunossupressor derivado de um tipo de bactéria, Streptomyces tsukubaensis. Inicialmente, é utilizado para prevenir a rejeição de órgãos no transplante renal. Inibe a produção de citocinas pró-inflamatórias pelas células T. A aplicação tópica induz uma melhoria rápida do OLP. É 100 vezes mais potente do que a ciclosporina e demonstrou ser eficaz sem efeitos secundários notáveis em vários estudos incontroláveis. Tem uma maior absorção percutânea do que a ciclosporina. A sua utilização sistémica é comparável à dos corticosteróides, mas a aplicação tópica de tacrolimus a 0,1% é comprovadamente superior no tratamento dos sintomas do LPO. Estudos recentes de Corrocher et al. mostraram que a aplicação de pomada de tacrolimus 0,1% *(fig.34)* 4 vezes por dia durante 4-8 semanas resultou numa resolução mais rápida dos sintomas em comparação com os corticosteróides. Malik et al., em 2014, trataram com êxito um caso de LPO com 1% de tacrolimus em pó com base 3 vezes por dia durante 15 dias num doente com níveis elevados de SGOT e SGPT, juntamente com tri-dot positivo para o VHC. Pimecrolimus Inibe a ativação das células T ao inibir a síntese e a libertação de citocinas das células T. Impede também a libertação de citocinas e mediadores inflamatórios dos mastócitos. O creme tópico de pimecrolimus a 1% *(fig.35)* tem sido utilizado com êxito no tratamento do LPO. Tem uma atividade anti-inflamatória significativa e capacidades imunomoduladoras com um baixo potencial imunossupressor sistémico.

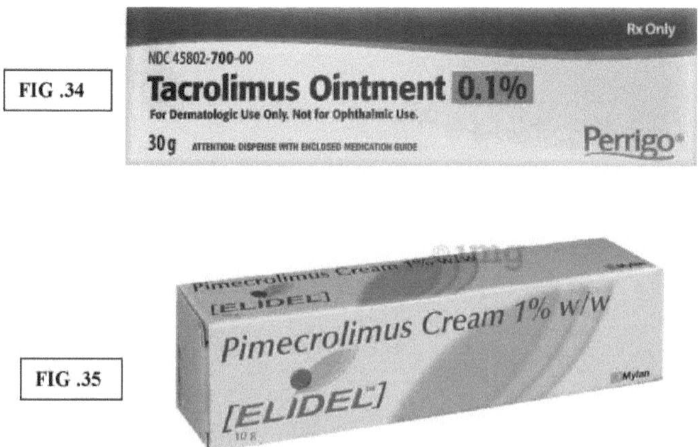

O levamisole é um agente imunomodulador eficaz que pode restaurar a atividade normal de fagocitose dos macrófagos e neutrófilos, tendo sido desenvolvido em 1966 como um medicamento anti-helmíntico, mas com propriedades imunoreguladoras. O levamisole é um medicamento eficaz nos doentes resistentes aos esteróides e nos doentes que não responderam aos tratamentos convencionais. O levamisole é administrado numa dose de 50 mg 3 vezes/dia durante 3 dias consecutivos por semana durante 4-6 semanas. O levamisole está disponível em comprimidos de 50 mg e 150 mg *(fig.36)*. (Ergamisole® e Vermisole®). Tem efeitos adversos como náuseas, vómitos, dores de cabeça e agranulocitose.

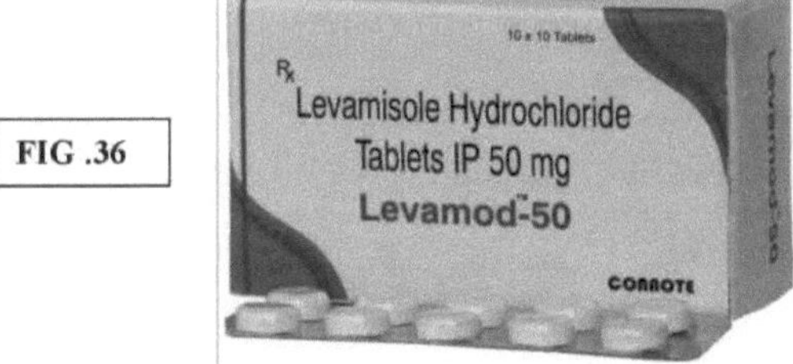

FIG .36

A azatioprina é um antimetabolito de purina que tem propriedades anti-inflamatórias e diminui a produção de anticorpos. Está reservada para os doentes que não estão a responder às outras modalidades de tratamento. Também pode ser utilizado em combinação com corticosteróides e ciclosporinas. Em combinação, diminui eficazmente a atividade imunossupressora. Assim, podem ser utilizadas doses mais baixas de corticosteróides. Está disponível na forma de comprimidos de 50 mg (*Fig. 37)* (Imuran®, Azoprin®).

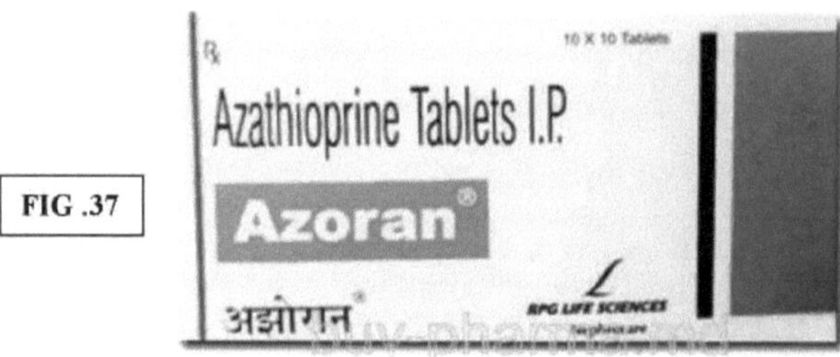

FIG .37

- RETINÓIDES:

O uso de retinóides foi relatado pela primeira vez por Gunther et al. em 1973. Os retinóides são uma classe de compostos químicos relacionados com a vitamina A, e a sua principal função é regular o crescimento das células epiteliais. As formas tópica e sistémica dos retinóides têm sido utilizadas no tratamento do LPO. Tanto os retinóides sistémicos como os tópicos devem ser utilizados apenas como terapia adjuvante. Os compostos de primeira geração incluem o retinol e os compostos dele derivados metabolicamente - a tretinoína e a isotretinoína. Os retinóides de segunda geração são análogos sintéticos, ou seja, o etrinato e a acitretina. Os retinóides de terceira geração incluem os arotinóides, que estão atualmente em desenvolvimento.

Os retinóides tópicos, como a tretinoína, a isotretinoína e a fenretinida, com as suas propriedades imunomoduladoras, foram considerados eficazes no LPO. Foi estudado que a vitamina A tópica a 0,1% *(fig. 38)* eliminou rapidamente as lesões brancas do LPO, mas todos os casos recidivaram após 2-5 semanas de interrupção da terapêutica.

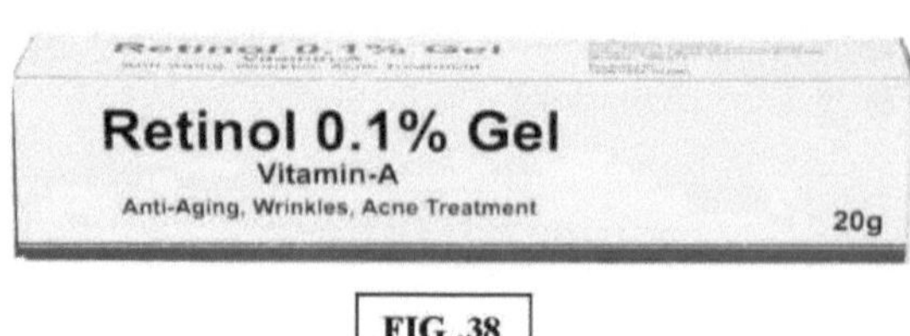

FIG .38

Muito recentemente, um novo retinoide tópico, o tazaroteno, foi utilizado para o tratamento do LPO e demonstrou ser útil no LPO hiperqueratótico. Dapsona Nos casos resistentes de LPO erosivo, a dapsona é eficaz com efeitos anti-inflamatórios e imunomoduladores. Está disponível em gel a 5% (acnesone®) para aplicação tópica e em comprimidos de 25, 50 e 100 mg por via sistémica. A aplicação tópica de gel de interferão de fibroblastos humanos e de interferão-alfa foi sugerida para melhorar o LPO erosivo.

- TERAPIA PUVA:

Os fármacos fotossensibilizadores de psoraleno e a radiação ultravioleta A (UV) foram introduzidos como uma nova terapia por Jansen et al. em 1987 para lesões da mucosa oral. Os fármacos fotossensibilizadores podem ser administrados por via sistémica ou aplicados topicamente antes da irradiação.

São utilizados quatro psoralenos na terapia PUVA - psoraleno, 5 metoxipsoraleno (Bergapten®), 8-metoxipsoraleno (metoxsaleno®) e 4,5,8 trimetil psoraleno (trioxsaleno®). A irradiação UV em combinação com psoralenos modula a função das células do sistema imunitário.

- ALTERNATIVAS NATURAIS:

Licopeno: O licopeno é um potente antioxidante no tratamento de várias doenças sistémicas e orais, incluindo cancro e lesões e condições pré-cancerosas. 8 mg / dia de licopeno *(⅛- .39)* por 8 dias mostrou melhora significativa nas lesões de OLP. A sensação de ardor foi reduzida em até 84% dos casos.

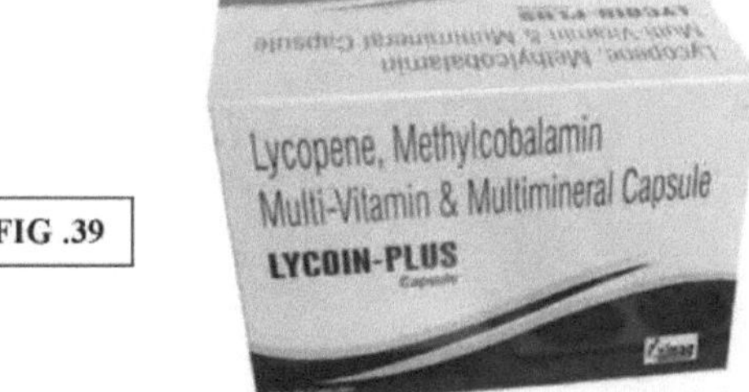

FIG .39

Curcumina É um componente da Curcuma longa, ou seja, açafrão-da-terra, com propriedades anti-inflamatórias. Doses mais elevadas de curcumina até 6000 mg/dia *(fig. 40)* ajudaram a reduzir os sintomas do LPO com efeitos secundários mínimos, como diarreia e desconforto no trato gastrointestinal.4 Chá verde Possui propriedades anti-inflamatórias e quimiopreventivas. Inibe a ativação, migração e proliferação das células T e controla também outros mediadores inflamatórios. É conhecido por reduzir os sintomas do LPO por estar envolvido na etiopatogénese da doença.

FIG .40

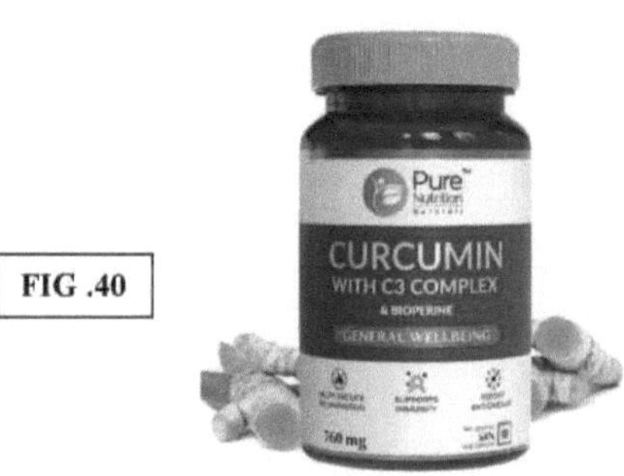

Aloé Vera: A aplicação oral de aloé vera reduz a dor, promove a remissão e melhora a qualidade de vida dos *doentes com* LPO *(fig. 41)*.

FIG .41

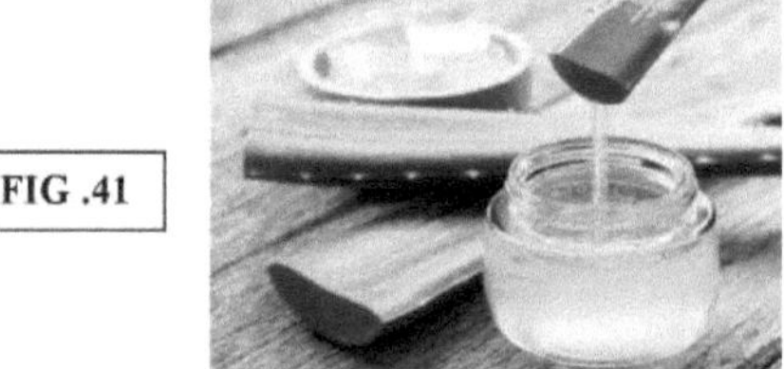

4.5. LÚPUS ERITEMATOSO SISTÉMICO

INTRODUÇÃO:

O lúpus eritematoso sistémico (LES) é uma doença autoimune com envolvimento de vários órgãos. Inclui o lúpus eritematoso discoide (LED) e o lúpus eritematoso sistémico (LES). O lúpus eritematoso discoide é uma dermatose fotossensível crónica, cicatricial e produtora de atrofia. É uma forma menos agressiva de LE. Raramente (5%) progride para LES. É mais frequente em mulheres de meia-idade.[45] A pele é o segundo órgão mais frequentemente afetado. O LES com lesões cutâneas pode produzir uma morbilidade considerável resultante de lesões cutâneas dolorosas, alopécia, desfiguração, etc. As lesões cutâneas em doentes com lúpus podem ser específicas (LE específico) ou podem ser inespecíficas (LE inespecífico). O LE cutâneo agudo (específico do lúpus) tem uma forte associação com a doença sistémica e as lesões cutâneas inespecíficas indicam sempre atividade da doença, pelo que os doentes recorrem aos reumatologistas. Por conseguinte, é essencial um conhecimento profundo das manifestações cutâneas do LES para uma gestão mais eficaz. [46]

CLASSIFICAÇÃO:

CLASSIFICAÇÃO DE GILLIAM DAS LESÕES CUTÂNEAS ASSOCIADAS À LE: [47]

I. LE- Doença cutânea específica

    A. LE cutânea aguda

        1. ACLE localizado

        2. ACLE generalizado

    B. LE cutânea subaguda

        1. LECS anular

        2. LESC papuloescamoso

    C. LE cutânea crónica

1. DLE clássico

2. DLE hipertropico

3. DLE liquenoide

4. DLE da mucosa

II. LE - Doença cutânea inespecífica

A. Doença vascular cutânea

1. Vasculite

2. Vasculopatia

3. Tromboflebite

4. Fenómeno de Raynaud

B. Alopécia não cicatricial

C. Esclerodactilia

D. Nódulos reumatóides

C alcinosis cutis

F. Urticária

G. Eritema multiforme

H. Líquen plano

TRATAMENTO E PROGNÓSTICO:

No extremo mais suave do espetro, a hidroxicloroquina é normalmente utilizada. Esta é eficaz para a doença de pele, dores nas articulações e fadiga. Os anti-inflamatórios não esteróides também são úteis para a artralgia e a artrite, embora possa ser necessário um tratamento mais agressivo com metotrexato. As doses baixas de esteróides orais ou as injecções intramusculares de preparações de esteróides de depósito são por vezes utilizadas para a doença ligeira, mas as terapias imunossupressoras e as doses elevadas de esteróides são geralmente reservadas para o envolvimento de órgãos importantes.

A nefrite lúpica continua a ser a complicação que acarreta o maior risco de morte ou morbilidade a longo prazo. O tratamento da doença renal foi padronizado pelas directrizes do National Institute of Health publicadas em 1992. A combinação de altas doses de corticosteróides com ciclofosfamida foi o padrão de ouro no tratamento da nefrite lúpica proliferativa durante muitos anos. Embora eficaz, este regime é limitado por uma toxicidade significativa. Ambos os agentes são imunossupressores. Além disso, os corticosteróides estão associados a uma série de efeitos adversos, incluindo osteoporose e aumento de peso, e a ciclofosfamida pode causar cistite hemorrágica e infertilidade. Mais recentemente, o regime clássico de bólus mensais de 1 g de ciclofosfamida durante 6 meses, seguidos de uma vez de três em três meses durante os 2 anos seguintes, foi modificado por alguns grupos, que defendem a utilização de ciclofosfamida de baixa dosagem*(/zg .42)* (6 pulsos quinzenais de 500 mg).

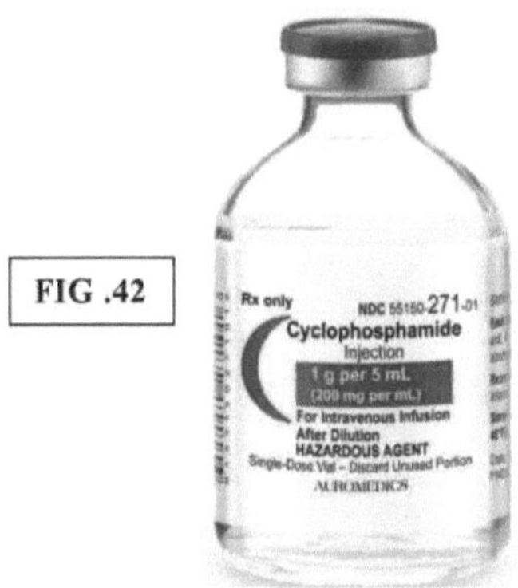

FIG .42

O ensaio euro-lupus, publicado em 2002, mostrou que a utilização deste regime de dose mais baixa tem melhores resultados em termos de risco de infertilidade, sem impacto deletério na doença renal. Após a indução da remissão, a azatioprina é habitualmente utilizada na terapêutica de manutenção. O micofenolato de mofetil foi acrescentado ao repertório de medicamentos utilizados no tratamento da nefrite lúpica. Atualmente, é utilizado habitualmente como terapêutica de manutenção após a ciclofosfamida, tendo sido adoptada a sua utilização na fase de indução em alguns centros. Do mesmo modo, os tratamentos imunossupressores, como a ciclofosfamida e a azatioprina, são também utilizados para o envolvimento do sistema nervoso central e, raramente, para a serosite e a doença hematológica. Para além disso, a trombocitopenia autoimune persistente requer, por vezes, imunoglobulina. Apesar dos avanços significativos no tratamento durante a última década, o LES ainda acarreta um risco significativo de mortalidade e morbilidade a longo prazo. [48]

4.6. EPIDERMÓLISE BOLHOSA

INTRODUÇÃO:

A fragilidade e a formação de bolhas na pele são as características marcantes das doenças hereditárias classificadas como epidermólise bolhosa (EB). Embora a patogénese específica destas doenças permaneça desconhecida, a formação de bolhas tem sido associada a numerosos defeitos básicos, incluindo anomalias estruturais e/ou bioquímicas da queratina, hemidesmossomas, fibrilhas de ancoragem, filamentos de ancoragem e colagenase cutânea fisico-quimicamente alterada.Estudos genéticos recentes associaram um tipo de EB a um defeito da queratina, enquanto outro tipo foi anteriormente associado ao gene do colagénio tipo VII.[49] Embora tenham sido feitos enormes progressos na compreensão deste grupo diversificado de doenças, estas continuam a representar um desafio formidável para os médicos e dentistas.

EPIDIMEOLOGIA:

Estima-se que 50 em cada milhão de nados vivos sejam diagnosticados com EB e que 9 em cada milhão de pessoas na população em geral tenham a doença. Destes casos, aproximadamente 92% são epidermólise bolhosa simples (EBS), 5% são epidermólise bolhosa distrófica (DEB), 1% são epidermólise bolhosa juncional (JEB) e 2% não são classificados. A frequência de portadores varia entre 1 em 333 para JEB e 1 em 450 para DEB; presume-se que a frequência de portadores para EBS seja muito mais elevada do que para JEB ou DEB

A doença ocorre em todos os grupos raciais e étnicos e afecta ambos os sexos.

Classificação

Atualmente, foram reconhecidos 23 tipos distintos de EB, cada um deles variando na sua aparência clínica, envolvimento extracutâneo, modo de hereditariedade e nível de clivagem dos tecidos. Estes subtipos são classificados em três grupos principais com base no nível de separação dos tecidos que se desenvolve após um traumatismo mecânico da pele. A formação de bolhas ocorre dentro da epiderme, dentro da membrana basal ou por baixo da membrana basal nas formas simples, juncional e distrófica da EB hereditária, respetivamente. O nível ultra-estrutural de separação no tecido com bolhas é determinado utilizando microscopia eletrónica de transmissão e/ou mapeamento antigénico por imunofluorescência. A caraterização das características morfológicas - incluindo os hemidesmossomas, as fibrilhas de ancoragem e as placas densas sub-basais e a expressão relativa de numerosos antigénios específicos da membrana basal, como o colagénio tipo VII, GB3,19 DEJ-1 e o proteoglicano de 6-sulfato de condroifina - também são auxiliares de diagnóstico úteis para uma melhor delimitação dos tipos e subtipos de EB.O modo de hereditariedade e as características clínicas, tais como a gravidade e a distribuição dos achados cutâneos e extracutâneos, também são considerados na classificação final de cada subtipo de EB. Os subtipos hereditários de EB (Quadro 1) podem apresentar modos de transmissão autossómicos dominantes ou recessivos, com a possível exceção da variante Mendes da Costa da EB simplex, que se diz estar ligada ao X. Para desenvolver uma previsão prognóstica e uma abordagem terapêutica precisas, os médicos que tratam os doentes com EB devem estar familiarizados com cada subtipo e com a sua apresentação clínica específica.[49]

Table 1. Ultrastructural site of tissue separation and common morphologic features of the major EB types

Major EB Type	Site of Tissue Separation	Common Morphologic Features of Tissue
EB Simplex	Within or just above the stratum basalis ("epidermolytic")	Cytolysis of basilar or suprabasilar keratinocytes
Junctional EB	Within dermoepidermal junction (intralamina lucida; "lamina lucidolytic")	Absence of or rudimentary appearing hemidesmosomes; reduced or absent subbasal dense plates
Dystrophic EB	Beneath the entire dermo-epidermal junction (sublamina densa; "dermolytic")	Reduced numbers of or absent anchoring fibrils

TRATAMENTO GERAL:

O tratamento da EB hereditária ainda consiste principalmente em cuidados tópicos paliativos. Não existem curas conhecidas e a maioria das abordagens terapêuticas sistémicas revelaram-se ineficazes. Por exemplo, embora os relatórios iniciais sugerissem que a fenitoína poderia ser benéfica na redução dos níveis de colagenase tecidular na EB distrófica recessiva, reduzindo assim a formação de bolhas, um estudo duplamente cego subsequente não conseguiu confirmar a eficácia deste agente específico. A melhor forma de cobrir as superfícies cutâneas erodidas é com pensos não aderentes após a aplicação de um antibiótico tópico, como a bacitracina *(fig. 43),* a sulfadiazina de prata *(fig. 44)* ou a mupirocina *(fig. 45).*

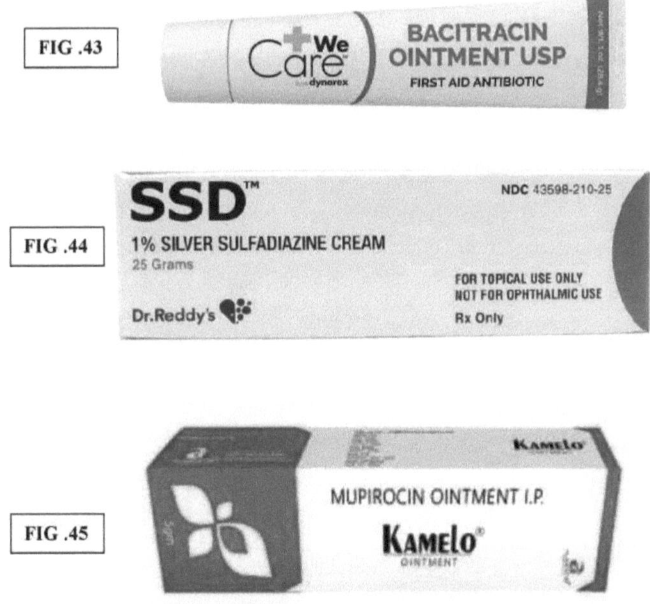

Os suplementos nutricionais orais, incluindo ferro e zinco, podem ser parcialmente benéficos no tratamento de indivíduos que sofrem de anemia, e as preparações líquidas ricas em proteínas e calorias podem ajudar os doentes com atraso de crescimento. O aconselhamento nutricional também deve ser tido em conta e abordar o controlo da carcinogenicidade da dieta, uma vez que os indivíduos com mucosa oral gravemente afetada e/ou estenoses esofágicas consomem normalmente alimentos moles ou em puré com elevado teor calórico; além disso, comem frequentemente muito devagar, prolongando assim ainda mais a exposição da dentição ao substrato potencialmente promotor de carcinogénese.

A intervenção cirúrgica ajuda a corrigir as deformações das luvas e as membranas dos dedos, embora as membranas sejam normalmente recorrentes, necessitando de cirurgias repetidas. A estenose esofágica pode ser tratada com dilatação, que também tem de ser repetida para manter a permeabilidade luminal.

Embora a maioria das intervenções permaneça paliativa e temporária, coletivamente permitiram que muitos doentes com EB gravemente afectados vivessem para além da primeira infância, produzindo assim uma população de indivíduos que requerem tratamento e intervenções dentárias refinadas e agressivas.[49]

Gestão oral

Os indivíduos com formas mais ligeiras de EB requerem poucas alterações nos seus cuidados dentários e podem ser tratados como qualquer outro doente. Por exemplo, a maioria dos indivíduos com EB simplex tolera os procedimentos dentários sem dificuldade. No entanto, o médico deve questionar cuidadosamente qualquer indivíduo com EB quanto à sua fragilidade da mucosa, uma vez que a terapia dentária pode precipitar a formação de bolhas orais mesmo em alguns doentes ligeiramente afectados. Por outro lado, pode ser necessária uma abordagem alterada à reabilitação oral e à gestão anestésica em indivíduos com hipoplasia do esmalte ou cáries galopantes, a extrema fragilidade da mucosa e/ou a presença de microstomia (por exemplo, EB juncional de Herlitz e EB distrófica generalizada recessiva grave).

O tratamento dentário de rotina em ambulatório com anestesia local é possível em doentes com um envolvimento mínimo dos tecidos moles ou necessidades de tratamento limitadas. Os indivíduos com um envolvimento grave dos tecidos moles que requerem restaurações múltiplas e/ou procedimentos cirúrgicos são normalmente melhor tratados com anestesia geral. Ao administrar anestesia local intra-oral, a solução anestésica deve ser injectada profundamente nos tecidos, de forma suficientemente lenta para evitar a distorção dos tecidos, que pode causar separação mecânica dos tecidos e formação de bolhas. Na nossa experiência, os bloqueios de nervos são muito menos susceptíveis de formar bolhas, uma vez que não colocam a superfície da mucosa sob pressão, depositando um bolus de fluido perto da superfície do tecido.

Ao manipular os tecidos de indivíduos com os tipos de EB mais propensos à formação de bolhas nas mucosas (EB distrófica recessiva generalizada grave), apenas devem ser aplicadas forças de compressão, uma vez que estas são menos susceptíveis de induzir a separação dos tecidos do que a tração lateral ou outras forças de cisalhamento. A lubrificação dos lábios do doente e de qualquer tecido a ser contactado também reduz a probabilidade de forças de cisalhamento e de danos nos tecidos.

A anestesia geral permite um tratamento dentário reconstrutivo extenso e/ou extracções múltiplas, apesar da fragilidade grave dos tecidos moles. Os clínicos têm abordado a gestão anestésica com grande cautela; a sua preocupação é a possibilidade de desenvolver obstrução das vias respiratórias devido à formação de bolhas e danos nos tecidos.

Por conseguinte, a gestão anestésica para cuidados dentários tem variado muito e inclui técnicas como a cetamina intravenosa, a insuflação e as entubações orotraqueal e nasotraqueal. No entanto, é importante que mesmo os indivíduos mais gravemente afectados possam ser tratados com intubação traqueal, uma abordagem que proporciona uma proteção óptima das vias aéreas durante o tratamento dentário.

A hipoplasia generalizada do esmalte, caraterística da EB juncional, é frequentemente melhor tratada na criança com coroas de aço inoxidável para proteger todos os dentes. Esta terapia pode ser necessária numa idade muito precoce em indivíduos propensos a um desgaste rápido e à formação de cáries.

Os adultos com EB juncional também beneficiam frequentemente de próteses fixas convencionais que lhes permitem manter a sua dentição e ter uma estética óptima. As próteses removíveis de origem tecidular podem normalmente ser toleradas nos doentes com EB juncional que perderam a sua dentição.

Enquanto a maioria dos indivíduos com EB pode tolerar a terapia ortodôntica apenas com pequenas modificações destinadas a reduzir a irritação dos tecidos moles, os indivíduos com EB distrófica generalizada recessiva grave são candidatos improváveis para esse tratamento. Infelizmente, esses pacientes são propensos a desenvolver uma dentição severamente apinhada, aparentemente resultante de pequenas arcadas alveolares (secundárias ao retardo de crescimento generalizado) e arcadas dentárias colapsadas (secundárias à constrição dos tecidos moles), embora nenhum estudo específico tenha abordado criticamente essa hipótese. Os incisivos estão frequentemente inclinados para a lingual e, se a má oclusão não for tratada, é provável que ocorra um apinhamento grave. Um programa de extrações seriadas nos pacientes incapazes de receber outra terapia ortodôntica pode melhorar muito o alinhamento dentário se instituído durante o estágio apropriado do desenvolvimento dentário.

A prevenção da cárie dentária é mais difícil em indivíduos com envolvimento severo da mucosa, uma vez que estes são frequentemente confrontados com uma dieta extremamente cariogénica e são menos capazes de realizar procedimentos preventivos de rotina. Nos doentes com tendência para a formação de bolhas orais, a melhor forma de efetuar a higiene oral é com uma escova de dentes de cerdas macias e cabeça pequena. Para além da administração sistémica de fluoretos, os bochechos com flúor também podem ajudar a controlar as cáries. No entanto, muitos doentes com EB com lesões da mucosa são sensíveis aos fortes agentes aromatizantes e ao álcool presentes na maioria dos enxaguamentos; podem ser necessários enxaguamentos especialmente formulados sem estes ingredientes. Os enxaguantes bucais com clorexidina também podem ajudar a controlar a cárie dentária, mas, mais uma vez, o doente pode ser sensível ao elevado teor de álcool dos enxaguantes disponíveis no mercado. Isto pode ser ultrapassado esfregando a clorhexidina diretamente nos dentes. A dieta constitui uma grande dificuldade no controlo das cáries. Devido às complexas exigências nutricionais sistémicas destes doentes, a melhor forma de gerir a dieta é com a ajuda de um nutricionista.[49]

4.7. DOENÇA DE DARIER

INTRODUÇÃO:

A doença de Darier, também conhecida como queratose folicular ou disqueratose folicular, é uma doença rara da queratinização. É uma dermatose de Geno autossómica dominante com elevada penetrância e expressividade variável. As suas manifestações surgem na infância e na adolescência. Os sinais clínicos são representados por várias pápulas hiperqueratóticas que afectam principalmente as áreas seborreicas da cabeça, pescoço, tórax, palmas das mãos, plantas dos pés e, menos frequentemente, a mucosa oral. A formação das unhas também está alterada, com a presença de linhas ou sulcos longitudinais e fissuras dolorosas. Foram descritas na literatura anomalias associadas, incluindo atraso mental e psicose. A doença de Darier foi inicialmente descrita por Prince Marrow em 1886 e simultaneamente por Darier e White em 1889, de forma independente. O primeiro relato de manifestações nas mucosas foi descrito por Reenstierna em 1917. A prevalência desta doença na população é de 1:100.000, afectando mais frequentemente os homens.[50]

TRATAMENTO:

As implicações da DD são cosméticas e estéticas. As formas mais ligeiras respondem a medidas gerais como a melhoria da higiene, o uso de roupa de algodão, evitar o calor e a luz solar, e a utilização de protectores solares. Os hidratantes que contêm ureia e ácido lático, os retinóides tópicos como o adapaleno, o tazaroteno em gel e a *tretinoína* a 0,1% *(fig. 46)* podem diminuir a descamação e a hiperqueratose. As soluções anti-sépticas como o triclosan ou os adstringentes são úteis. O 5-Florouracil tópico também tem sido utilizado eficazmente. A injeção de toxina Boutolin tipo A também foi utilizada com sucesso para o alívio dos sintomas desconfortáveis num doente. Os retinóides orais diminuem a hiperqueratose, suavizam as pápulas e reduzem o odor.

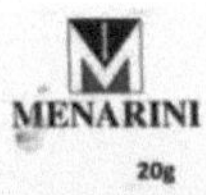

Dermoabrasão, eletrocirurgia, ablações a laser de placas recalcitrantes com CO2, ER:YAG, corante pulsado e laser de fibra fraccionada dopado com érbio de 1550 ηm têm sido utilizados com sucesso. A terapia fotodinâmica com ácido 5-aminolevulínico e a excisão cirúrgica da queratose folicular intertriginosa hipertrófica também foram registadas. Os doentes devem ser informados sobre as complicações e os cuidados necessários. O estado emocional deve ser avaliado. Independentemente da gravidade clínica e das opções de tratamento, o doente deve receber aconselhamento genético com informações sobre doenças hereditárias e o risco de transmissão à descendência.[50,51]

4.8. SÍNDROME DE BEHCET

INTRODUÇÃO:

Em 1937, um dermatologista turco chamado Hulusi Behcet descreveu formalmente dois doentes com o "complexo triplo de sintomas" de ulcerações orais recorrentes, úlceras genitais e hipopiónia. Anos após as descrições iniciais da SB, tornou-se cada vez mais evidente que estes doentes também apresentavam evidências de envolvimento vascular, neurológico, músculo-esquelético e gastrointestinal, dando assim início ao conceito de uma doença inflamatória sistémica. A investigação efectuada nos últimos anos sugere que a SB é uma forma de vasculite e que muitas das manifestações clínicas observadas nesta doença são atribuíveis a danos na parede dos vasos sanguíneos. A SB é também vulgarmente designada por "doença de Behçet". Preferimos síndroma, uma vez que os dados sugerem diferentes mecanismos patogénicos potenciais que conduzem a diferentes manifestações da doença de Behçet, daí síndroma em vez de doença.[52]

EPIDEMIOLOGIA:

A SB é mais prevalente nas regiões ao longo da Rota da Seda, abrangendo os países do Mediterrâneo até ao Extremo Oriente. De acordo com estudos de campo realizados na Turquia, em que a idade alvo da população rastreada era de, pelo menos, 10 anos, a prevalência da EB foi de 20 a 421 por 100 000 em adultos, com uma frequência mais elevada detectada na Anatólia do que na Europa. Embora os relatórios anteriores sugiram que o início na infância é raro, um estudo recente que avaliou doentes pediátricos com BS sugere que a doença pode surgir antes dos 16 anos de idade em até 26% dos casos. No Médio Oriente, a prevalência da SB varia entre 17 e 80 por 100.000 adultos. Num estudo recente, a prevalência global foi estimada em 15,2/100000 em Israel, com taxas de prevalência de 8,6% e 26,2% entre judeus e árabes, respetivamente. Na Europa, a prevalência estimada difere consoante a latitude, com uma prevalência mais elevada no sul. Curiosamente, a prevalência intra-nacional da doença também pode variar consideravelmente entre as diferentes etnias residentes num país. Estudos sobre os padrões de migração entre os doentes com SB sugerem que o risco de desenvolver SB não está associado à idade da imigração. No Extremo Oriente, as taxas de prevalência da SB são de aproximadamente

7-15/100000 entre os japoneses e 2,6/100000 na China.[43] O fator de risco genético mais fortemente associado à síndrome de Behçet é o alelo do antigénio leucocitário humano HLA-B5(51). A prevalência do HLA-B51 entre os habitantes ao longo da Rota da Seda é de cerca de 20-25% na população em geral e de 50-80% entre os doentes com SB. Em contrapartida, no Norte da Europa e nos EUA, a prevalência deste alelo é de 2-8% na população em geral e de 15% nos doentes com SB.[52]

GESTÃO:

O tratamento da SB baseia-se em grande parte em relatos de casos anedóticos, séries de casos e alguns ensaios clínicos aleatórios. Uma vez que a expressão clínica da SB é bastante heterogénea, a terapêutica farmacológica é variável e depende em grande medida da gravidade da doença e do envolvimento de órgãos. Nesta secção, as principais classes de fármacos utilizadas no tratamento de doentes com SB são brevemente revistas.

- CORTICOSTERÓIDES

Os glucocorticóides são habitualmente utilizados em doentes com SB. No entanto, até há pouco tempo, não existiam ensaios aleatórios controlados que avaliassem a eficácia dos corticosteróides na EB. Em 2006, Mat et al realizaram um ensaio em dupla ocultação, controlado por placebo, para avaliar a eficácia dos corticosteróides na cicatrização/formação de úlceras genitais. Os doentes foram seleccionados aleatoriamente para receber 40 *mg* de metilprednisolona intramuscular *(fig. 47)* de 3 em 3 semanas durante 27 semanas ou um placebo salino. Os investigadores concluíram que os corticosteróides não diminuíram significativamente as ulcerações genitais ou orais nos doentes com BS. Para manifestações graves e potencialmente fatais da SB, são frequentemente utilizados esteróides em dose pulsada (Solu-Medrol® [succinato sódico de metilprednisolona] intravenoso 1 g, administrado diariamente) durante 3 dias. Além disso, a prednisona em dose baixa ou uma preparação de esteróides equivalente é por vezes utilizada, conforme necessário, para crises ligeiras.[54]

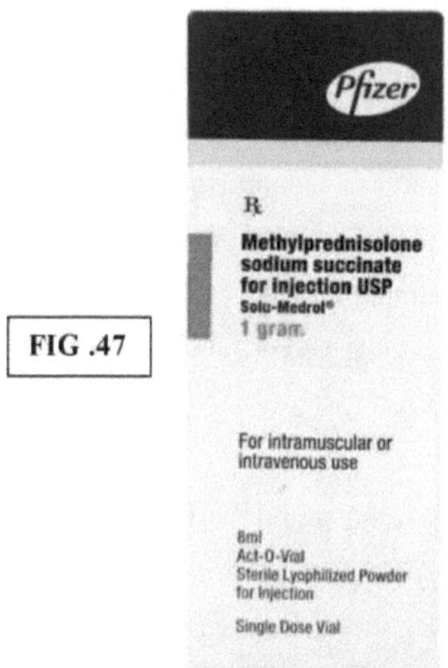

FIG .47

- COLCHICINA

A colchicina *(fig. 48)* tem sido utilizada frequentemente para tratar as manifestações mucocutâneas da SB. A colchicina, um inibidor dos microtúbulos, foi investigada em três ensaios aleatórios. Um estudo realizado por Yurdakul et al. aleatorizou 116 doentes para receberem colchicina ou placebo; o desfecho primário foi a ausência de lesões mucocutâneas ao longo de 2 anos. Os autores concluíram que, embora a colchicina fosse ineficaz para as úlceras orais e lesões papulopustulares, parecia haver uma melhoria na artrite em ambos os sexos. Apenas nas mulheres, verificou-se uma redução aparente da formação de úlceras genitais e de EN. Por fim, em 2009, Davatchi et al realizaram um ensaio cruzado, em dupla ocultação e controlado por placebo, que avaliou a eficácia da colchicina em doentes com SB sem envolvimento de órgãos importantes. Os doentes no braço da colchicina demonstraram uma melhoria da atividade global da doença, bem como das aftas oro-genitais, da pseudo lesão folicular e da EN.[53,55]

Numa pesquisa recente, um estudo analisou o prognóstico a longo prazo de 116 doentes que tinham participado num ensaio de 2 anos, em dupla ocultação e controlado por placebo, com colchicina. Estes doentes tinham uma doença inicial com apenas manifestações mucocutâneas activas quando entraram no ensaio, há uma média de 16,6 anos. As informações sobre os resultados obtidas em 90 doentes (78%) mostraram que 31% dos doentes tinham desenvolvido envolvimento de órgãos que necessitavam da utilização de imunossupressores durante o período pós-ensaio, sendo que metade deles pertenciam ao grupo da colchicina. Não se registou uma diferença estatisticamente significativa relativamente à utilização de imunossupressores entre os doentes que continuaram a tomar colchicina durante o período pós-ensaio (34%) em comparação com os que não o fizeram (25%). A duração cumulativa do uso de colchicina também não foi diferente entre os pacientes que receberam imunossupressores e os que não receberam. Estes dados sugerem que a colchicina, mesmo quando iniciada nas fases iniciais da doença e continuada posteriormente, não parece diminuir a necessidade de tratamento imunossupressor.[56,57]

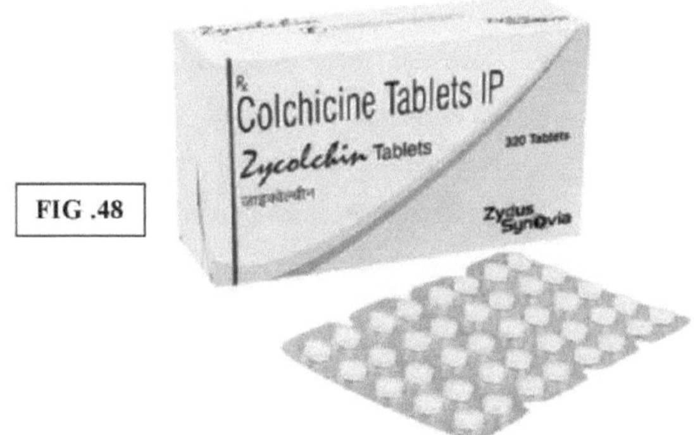

FIG .48

- AZATIOPRINA:

A azatioprina *(fig. 49)* é um inibidor da síntese de purinas que tem sido utilizado em receptores de transplantes, bem como em doentes com doenças auto-imunes.

Yazici et al.'^^^' realizaram um ensaio aleatório, em dupla ocultação e controlado por placebo para avaliar a eficácia da azatioprina na doença ocular na SB. Neste estudo, a incidência de nova doença ocular em doentes com SB sem doença ocular pré-existente foi menor no grupo tratado com azatioprina do que no grupo do placebo. Nos doentes com doença ocular subjacente, o braço da azatioprina teve menos ocorrências de envolvimento ocular no olho não afetado do que o grupo do placebo. Para além disso, a incidência de uveíte hipersónica foi menor nos doentes tratados com azatioprina. Por fim, os doentes com BS tratados com azatioprina também apresentaram efeitos benéficos em termos de manifestações extra-oculares, com reduções na frequência de artrite e de lesões ulcerativas. Num estudo de acompanhamento a longo prazo do ensaio com azatioprina acima referido, Hamuryudan et al analisaram os resultados de 85% dos doentes previamente inscritos, incluindo (i) diminuição da acuidade visual, (ii) desenvolvimento de cegueira e (iii) aparecimento de manifestações extra-oculares da SB. Os dados revelaram que a incidência de cegueira e de novas doenças oculares no grupo original de

O braço tratado com azatioprina foi mais baixo do que no grupo placebo, apesar das intervenções activas pós-ensaio em todos os doentes. Além disso, verificou-se uma tendência para menos manifestações extra-oculares entre os doentes tratados com azatioprina em comparação com os controlos. Estes dados sugerem que a intervenção precoce com terapêutica imunossupressora pode evitar as consequências deletérias da doença ocular na SB.[57]

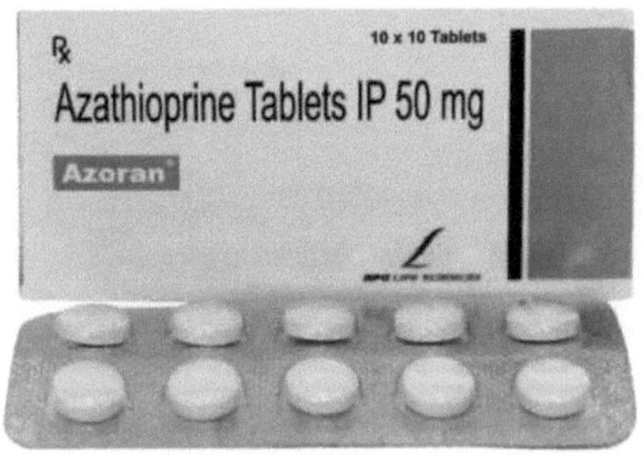

FIG .49

- CICLOSPORINA:

A ciclosporina (ciclosporina, ciclosporina A [CsA]) é um inibidor da calcineurina que afecta a proliferação das células T e B. Vários ensaios sugeriram que a ciclosporina pode ter um efeito benéfico nas manifestações oculares da SB. Um ensaio aleatório, com uma única máscara, que comparou CsA 5 mg/kg com ciclofosfamida intravenosa mensal de 1 g *(fig. 50)* em doentes com uveíte ativa, demonstrou uma melhoria da acuidade visual aos 6 meses no braço tratado com CsA, no entanto, este benefício não se manteve aos 2 anos. Além disso, não houve diferença na frequência de crises oculares entre os dois grupos. Os potenciais problemas do estudo incluem um número reduzido de doentes e uma combinação desequilibrada. Num ensaio aleatório e em dupla ocultação, 96 doentes japoneses com EB ocular receberam CsA 10 mg/kg por dia ou colchicina 1 mg por dia. Ao fim de 16 semanas, tanto a frequência como a gravidade das crises oculares foram reduzidas nos doentes que receberam CsA. Além disso, os doentes tratados com CsA demonstraram melhorias noutros parâmetros clínicos. Os autores observaram que os efeitos adversos foram mais comuns no grupo da CsA.[57]

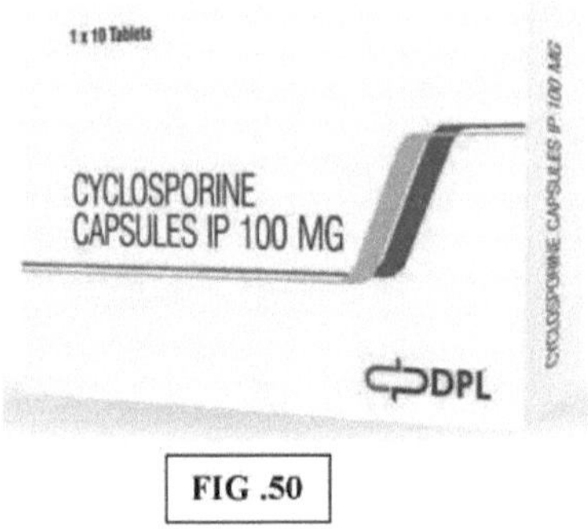

FIG .50

- INIBIDORES DO FACTOR DE NECROSE TUMOROSA TNF-α:

Há evidências emergentes de que os inibidores do fator de necrose tumoral (TNF)-α podem ser benéficos no tratamento da EB. A justificação para a utilização destes agentes para o envolvimento ocular na SB deriva de estudos em animais e humanos. Utilizando um modelo de rato de uveoretinite autoimune experimental, Robertson et al. demonstraram que o tratamento com receptores solúveis de TNF reduz os danos na retina e nos fotorreceptores e suprime a ativação dos macrófagos. Num estudo de 15 doentes com inflamação intraocular do segmento posterior, Greiner et al. registaram um aumento das células CD4I periféricas que expressam IL-10 após o tratamento com uma proteína de fusão que inclui o recetor solúvel de TNF-a e porções de uma cadeia pesada de IgG1 humana (TNFr-Ig). Os autores observaram que, após o tratamento com TNFr-Ig, houve uma diferença estatisticamente significativa na acuidade visual nas primeiras 4 semanas de tratamento; no entanto, a diferença não foi apreciada às 12 semanas. Mais recentemente, surgiram evidências que sugerem que os doentes com SB e uveíte ativa têm níveis elevados de IL-23 e IL-17 nas PBMCs e no soro. Além disso, Sugita et aldemonstraram que as amostras de fluido ocular de doentes com BS e uveíte ativa tratados com infliximab tinham uma produção de citocinas significativamente menor do que a dos doentes com uveíte não tratados. Estes dados sugerem que o bloqueio do TNF-α parece ser uma intervenção terapêutica promissora em doentes com BS com doença ocular. Claramente, são necessários mais estudos mecanicistas para compreender melhor o papel do TNF-α e de outras citocinas na patogénese desta síndrome.[57]

- INFLIXIMAB

Durante a última década, acumulou-se uma quantidade considerável de literatura (principalmente estudos observacionais) relativamente à utilização de infliximab para a EB. Num estudo aberto e prospetivo, 25 doentes com doença ocular posterior recidivante receberam uma infusão única de infliximab 5 mg/kg, para além do seu regime imunossupressor atual. Quase todos os doentes apresentaram uma melhoria da inflamação ocular nos primeiros dias; a resposta completa da retinite e da vitrite foi atingida em 100% dos doentes no dia 28. Mais recentemente, um estudo de acompanhamento prospetivo, num único centro, de 50 doentes com uveíte posterior idiopática e associada à EB refractária, demonstrou a eficácia do infliximab. Após o estudo, foi registada uma resposta completa em mais de dois terços dos doentes e uma resposta parcial em 22%. Para além disso, quase três quartos dos doentes demonstraram uma melhoria da acuidade visual após a terceira perfusão de infliximab; esta proporção aumentou para 82% no final do seguimento. O *infliximab⦸ g .51)* também demonstrou ser eficaz no tratamento das manifestações extra-oculares da SB e está aprovado no Japão para o tratamento da doença gastrointestinal.[57]

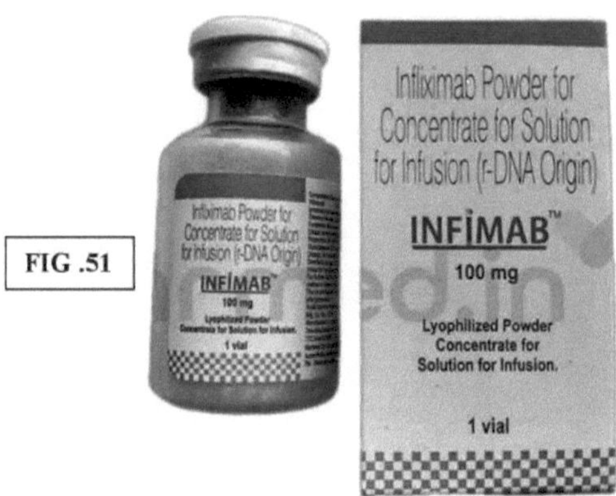

FIG .51

- ETANERCEPT

O etanercept, uma proteína de fusão solúvel constituída pela unidade 2 do recetor do TNF-α e pela porção Fc da IgGl, também tem sido utilizado no tratamento da SB. Num ensaio aleatório com 40 doentes com SB com várias manifestações (patergia, lesões mucocutâneas e artrite), metade recebeu etanercept 25 *mg (/g .52) por via subcutânea* duas vezes por semana, enquanto a outra metade recebeu placebo durante 1 mês. Embora não tenha havido alterações significativas nas respostas de patergia ou no número médio de articulações inchadas, houve uma melhoria no desenvolvimento de ulceração oral e doença de pele nodular. De notar que o estudo não foi concebido para avaliar a eficácia do etanercept no tratamento de manifestações mais graves da doença.

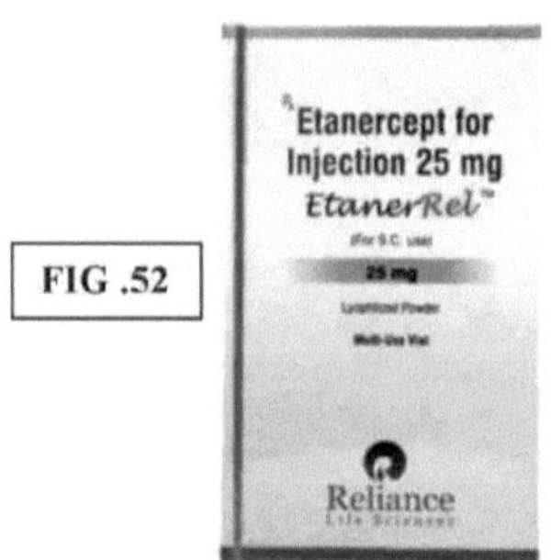

FIG .52

- INTERFERÃO-α

Tanto o IFNa-2a como o -2b têm sido relatados como eficazes no tratamento da SB. Uma revisão sistemática efectuada em 2004 incluiu dados sobre o tratamento com IFNa publicados entre 1986 e 2002. Entre os 32 artigos e quatro resumos analisados, 338 pacientes foram tratados com IFNa-2a ou -2b *(fig. 53,54)*. A melhoria da doença mucocutânea, articular e ocular foi registada em 86%, 95% e 96% dos doentes, respetivamente. Para além disso, foi observada uma remissão a longo prazo após a interrupção da terapêutica com IFNa em quase 60% dos doentes. Os efeitos secundários adversos, incluindo síndromes gripais e leucopenia, foram comuns e dependentes da dose. Por último, embora os autores tenham concluído que o IFNα-2a estava associado a uma taxa de remissão mais elevada do que o IFNα-2b, salientaram que esta diferença pode ter sido atribuída a um viés no desenho do estudo, bem como a uma maior proporção de doentes que receberam IFNα-2a. Num estudo prospetivo não controlado, 50 doentes com SB ocular refractária foram tratados com 6 milhões de unidades internacionais (UI) de IFNaα2-a durante um mínimo de 14 dias. A taxa de resposta ocular foi de 92%, com melhorias estatisticamente significativas na acuidade visual média na semana 24. O tratamento com IFNα-2a também pareceu ser benéfico no tratamento das manifestações extra-oculares da BS.[57]

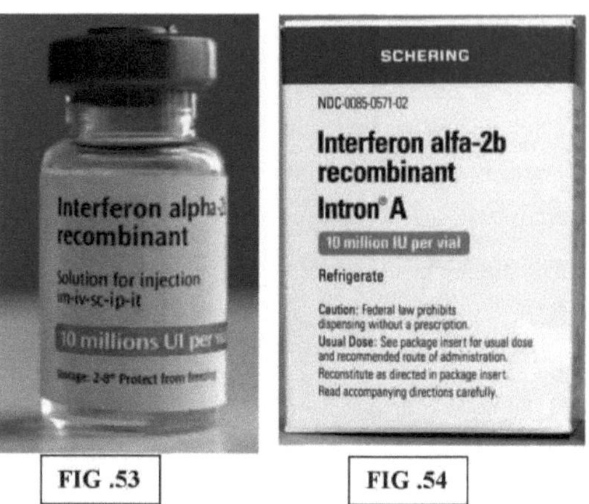

FIG .53	FIG .54

- CICLOFOSFAMIDA

A evidência para a utilização da ciclofosfamida na SB provém, em grande parte, de relatos/séries de casos e de estudos retrospectivos. Em 2008, as directrizes da Liga Europeia contra o Reumatismo (EULAR) sugeriram que a ciclofosfamida fosse utilizada preferencialmente nas manifestações da SB que colocam a vida em risco, incluindo o envolvimento do sistema nervoso e a doença vascular, nomeadamente a formação de aneurismas. Um estudo retrospetivo de 2012 de 40 doentes com BS com manifestações no SNC (mais frequentemente meningoencefalite e trombose venosa cerebral) sugeriu um benefício da utilização concomitante de corticosteróides e ciclofosfamida intravenosa. Hamuryudan e colegas publicaram dois estudos retrospectivos sobre doentes com SB complicada por PAA. Ambos os estudos sugeriram um possível benefício da ciclofosfamida (*fig. 55)* (em conjunto com corticosteróides) para o tratamento da formação de aneurismas.[57]

500 mg
Rx
Cyclophosphamide
Injection IP
CYPHOS™
For I.V use only
GETWELL

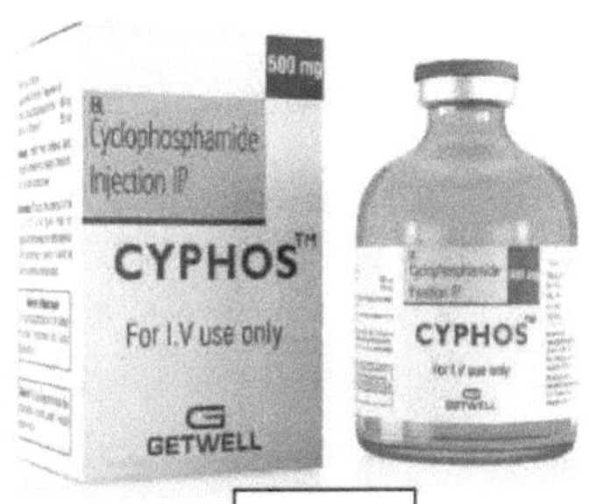

FIG .55

4.9. GENGIVOESTOMATITE HERPÉTICA PRIMÁRIA

INTRODUÇÃO:

A gengivoestomatite herpética primária (PHGS) representa a manifestação clínica mais comum da infeção primária pelo vírus herpes simplex (HSV), ocorrendo em 25-30% das crianças afectadas. Cerca de 90% dos casos são causados pelo HSV-1, embora a deteção do HSV-2 também tenha sido registada. A esmagadora maioria das infecções primárias por HSV é assintomática, pelo que a PHGS é considerada a exceção e não a regra. De facto, num estudo de 4000 crianças seropositivas para o HSV-1, apenas 12% apresentavam sinais e sintomas evidentes da infeção.[58,59]

Epidemiologicamente, existem dois picos relativamente à idade em que a PHGS ocorre. O primeiro pico ocorre em crianças com idades compreendidas entre os 6 meses e os 5 anos, e o segundo pico ocorre em adultos jovens no início dos 20 anos. Em casos raros, a PHGS pode ocorrer em recém-nascidos, adultos e mesmo em idosos. A localização geográfica e o estatuto socioeconómico também influenciam a incidência de infecções por HSV-1. Assim, os indivíduos dos países em desenvolvimento com um estatuto socioeconómico mais baixo tornam-se seropositivos para o HSV-1 numa idade mais precoce do que os seus homólogos dos países desenvolvidos.[59]

HERPES LABIAL:

Uma morbilidade inócua da PHGS é o herpes labialis (também conhecido como "feridas frias" ou "herpes labial"). Esta é a manifestação mais comum da reativação do HSV nos gânglios do trigémeo, com uma incidência em adultos de 20-40%. São normais duas ou três recorrências anuais, mas podem ocorrer até 12. As infecções por HSV-1 recorrem mais frequentemente do que as infecções por HSV-2. O bordo do vermelhão e a pele adjacente dos lábios são os locais mais frequentemente afectados, embora a pele do nariz, do queixo ou da bochecha também possa estar envolvida. A dor, o formigueiro, a sensação de ardor, o prurido, a febre (herpes labial) ou a infeção do trato respiratório superior (herpes labial) precedem normalmente o aparecimento da doença.[58]

O herpes labial é caracterizado por múltiplas pápulas pequenas e eritematosas que se desenvolvem e formam grupos de vesículas cheias de líquido que se rompem em 2 dias. A área total envolvida é normalmente inferior a 100 mm^2 , e as lesões evoluem para pústulas ou ulcerações, com formação de crostas, no espaço de 3-4 dias. A dor é intensa no início, mas desaparece ao fim de 4-5 dias. A libertação de vírus das lesões continua, com cicatrização progressiva ao longo de 2-3 dias. A cura é rápida e completa-se em 10 dias. Pode ocorrer a remissão do herpes labial; os factores desencadeantes são a febre, o stress e a exposição à luz UV.[58]

GLOSSITE GEOMÉTRICA HERPÉTICA:

A "glossite geométrica herpética", caracterizada por fissuras lineares no dorso da língua, com lesões dendríticas ramificadas, representa uma infeção por HS V-1. em doentes imunocomprometidos[59] , enquanto a estomatite herpética recorrente se apresenta em indivíduos imunocompetentes. Esta última difere da PHGS pelo facto de apresentar um enantema mais confinado. Tabaee et al.[59] descreveram uma infeção oral recorrente por HSV que se apresentava como uma imensa massa na língua num doente submetido a transplante cardíaco.

BRANQUEAMENTO HERPÉTICO:

Uma apresentação menos comum do HSV é o branqueamento herpético (paroníquia herpética). Isto pode ocorrer como resultado de auto-inoculação em crianças com herpes orofacial (ou seja, crianças que chupam as mãos) e em adultos em associação com herpes genital. No passado, antes da utilização de luvas de proteção, o pessoal dentário podia entrar em contacto com o VHS durante o tratamento de pacientes que sofriam de infeção por VHS.[59]

O branqueamento é uma patologia nociva caracterizada por sintomas prodrómicos, nomeadamente dor e ardor, durante o período de incubação de 2 a 20 dias. O branqueamento herpético manifesta-se normalmente com inchaço local, eritema e uma ou mais vesículas pequenas e sensíveis. Podem estar presentes febre e mal-estar, especialmente em bebés. As lesões contêm normalmente um líquido claro nas fases iniciais, mas o líquido pode tornar-se turvo após uma semana devido à presença de glóbulos brancos.[59]

O local mais frequentemente afetado é o espaço da polpa digital, mas também se podem encontrar infecções nas pregas ungueais ou nas faces laterais dos dedos. A doença desaparece completamente em 3 semanas.

HERPES GLADIATORUM:

Outra dermatose causada pelo HSV é o herpes gladiatorum ou "varíola". Geralmente afecta indivíduos que participam em desportos de contacto, por exemplo, luta livre ou râguebi, ou pais que tenham beijado áreas de lesões dermatológicas em crianças.[59]

ECZEMA HERPÉTICO

O eczema herpético (também conhecido como erupção variceliforme de Kaposi) é uma infeção cutânea que afecta crianças e adultos, na qual o HSV está implicado. Habit considera que o eczema herpético é uma associação de dermatite atópica com infeção por HSV. A doença é mais frequente em zonas de dermatite atópica ativa ou recentemente cicatrizada, em particular na face, mas também pode desenvolver-se em zonas com dermatoses pré-existentes, como a dermatite atópica, a doença de Darier, a micose fungóide, o pênfigo foliáceo e a síndrome de Sezary, e mesmo em pele normal[108] . A doença caracteriza-se pela erupção de numerosas vesículas, que se tornam gradualmente pustulosas e, por fim, umbilicadas. Nas semanas seguintes, podem aparecer novos grupos de vesículas. A febre alta e a adenopatia tornam-se evidentes 2-3 dias após a erupção das vesículas. Nos casos não complicados, a febre desaparece em 4-5 dias e as lesões evoluem de forma típica. O prognóstico é geralmente bom, mas o doente pode sucumbir quando a viremia ocorre juntamente com o envolvimento visceral.[59]

A gravidade e a quantidade das lesões intra-orais podem reduzir significativamente a ingestão alimentar e predispor o doente à desidratação. Assim, é importante equilibrar qualquer diminuição da ingestão com fluidos. Os suplementos nutricionais ou uma dieta em puré ou misturada são suficientes até o doente poder tolerar sólidos.

A maioria dos analgésicos sistémicos, como o acetaminofeno *(/zg .56)*, é adequada para gerir a dor e o mal-estar associados. Um elixir bucal paliativo feito pela mistura de attapulgite (Kaopectate, Johnson & Johnson - Merck, Guelph, Ontário) com difenidramina (Benadryl Elixir, Pfizer, Toronto, Ontário) (50:50 por volume) também pode ser útil.

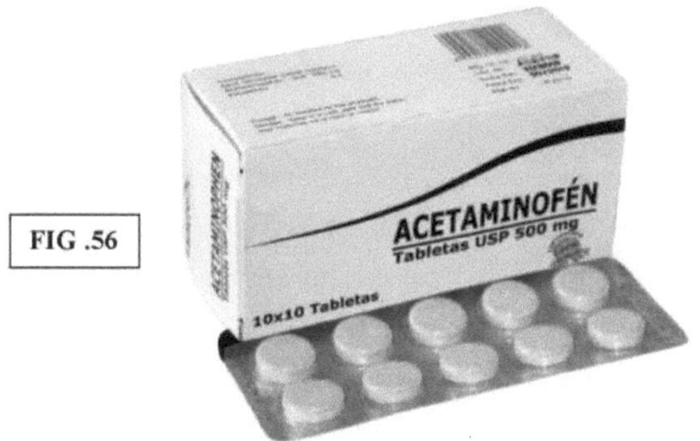

FIG .56

A terapêutica antiviral convencional associada ao HSV oral tem sido o aciclovir (em creme ou na forma oral). No entanto, devido à sua fraca absorção gastrointestinal e biodisponibilidade, o aciclovir não tem sido utilizado por rotina no tratamento da SGA, exceto a suspensão oral administrada numa técnica de enxaguamento e deglutição. O valaciclovir e o famciclovir são dois agentes antivíricos desenvolvidos mais recentemente que podem ser utilizados no tratamento da SGA. O valaciclovir *(fig. 57)* é uma forma alterada do aciclovir, que actua aumentando, em 3 a 5 vezes, a biodisponibilidade do aciclovir (no qual é convertido através do metabolismo hepático).[20] É bem tolerado em doentes saudáveis e é prescrito em doses de 1 g tid durante 7 dias para o herpes zoster, embora 1 g bid deva ser eficaz para a AHG.[60]

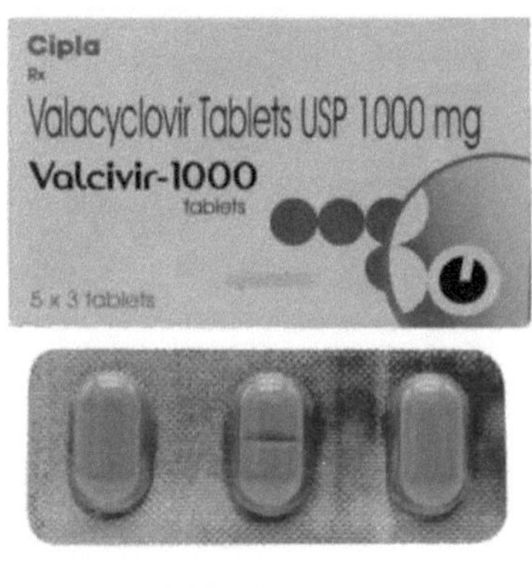

FIG .57

O famciclovir, o pró-fármaco oral do penciclovir, tem uma biodisponibilidade oral 3 a 5 vezes superior à do aciclovir. Tanto o penciclovir como o aciclovir funcionam através da inibição competitiva da síntese do ADN viral utilizando a fosforilação selectiva pela timidina quinase viral. Embora o aciclovir seja um inibidor mais potente da polimerase do ADN viral, a vantagem do penciclovir e dos seus análogos é o facto de estar presente nas células infectadas em concentrações muito mais elevadas e durante períodos mais longos do que o aciclovir e os seus análogos.[61] A dose de *famciclovir (fig. 58)* recomendada para o tratamento do herpes zoster é de 500 mg tid po durante 7 dias, embora 500 mg bid tenha sido eficaz no AHGS.[62]

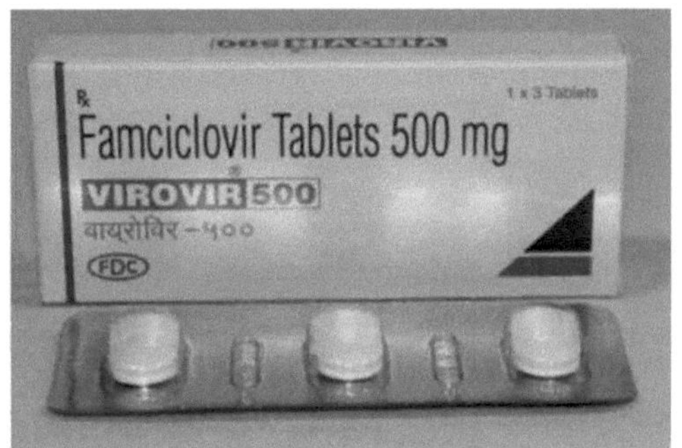

FIG .58

A utilização de terapêutica anti-viral permite uma aceleração significativa da resolução clínica. Quanto mais cedo estes medicamentos forem administrados, mais eficazes são. Estes medicamentos não afectam os vírus dormentes protegidos nos gânglios nervosos e, por conseguinte, não eliminam o vírus. Após o tratamento de uma infeção primária, um doente pode continuar a ter episódios de herpes labial recorrente se o vírus for reativado.[62]

VACINAS TERAPÊUTICAS:

Uma estratégia alternativa para aumentar as respostas imunitárias e suprimir ou modular as recorrências do VHS é o desenvolvimento de uma vacina terapêutica. Embora até à data nenhum ensaio clínico aleatório tenha demonstrado um benefício terapêutico claro, estes forneceram informações importantes para estudos futuros.[63]

Sugeriu-se uma redução das recorrências em resposta às vacinas Lupidon *H (fig. 59)* e Lupidon G *(fig. 60)*, que são compostas por vírus inteiros mortos pelo calor do HSV-1 e do HSV-2, respetivamente, embora os resultados tenham sido inconclusivos devido à falta de controlos adequados e ao número de outras intervenções durante o estudo.[63]

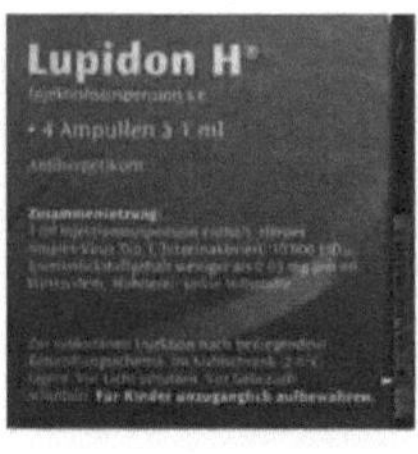

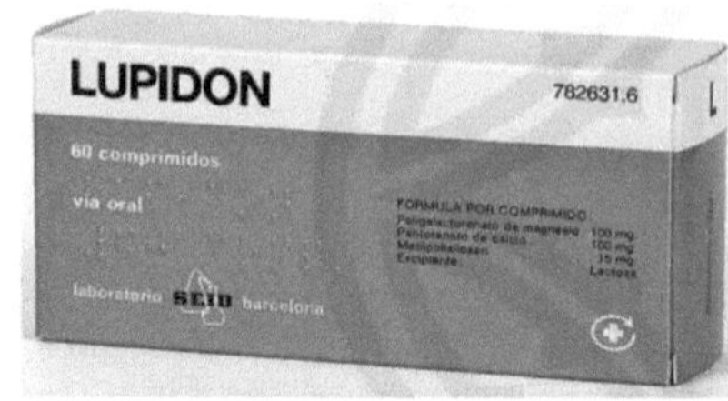

FIG .59	**FIG .60**

Foi também sugerida uma redução no número e na gravidade das recorrências após a imunização com a vacina Skinner, uma vacina de subunidade inactivada contendo glicoproteínas mistas do HSV-2; no entanto, os resultados não foram estatisticamente significativos

Uma vacina viral infecciosa de ciclo único com deficiência que contém uma deleção da glicoproteína H demonstrou ser inicialmente promissora em modelos animais, mas não conseguiu demonstrar proteção contra recorrências num ensaio de Fase II. A vacina de glicoproteína recombinante desenvolvida pela Chriron (MA, EUA), gD2gB2-MF59, também não reduziu as taxas de recorrências ou de excreção viral, mas reduziu a duração dos sintomas e das lesões.[63]

Mais recentemente, foram obtidos resultados promissores em ensaios clínicos de fase I/II com um vírus vivo atenuado de deleção do ICP0, o ICP10DPK, que impediu completamente as recorrências em 37,5 e 43,5% dos pacientes vacinados em dois ensaios.[63]

É necessário um maior desenvolvimento e identificação de vacinas terapêuticas candidatas, mas a modelação matemática apoia o desenvolvimento de uma vacina terapêutica contra o VHS, que poderia proporcionar um benefício tanto a nível terapêutico como epidémico.

4.10. INFECÇÃO PELO VÍRUS DA VARICELA-ZOSTER

INTRODUÇÃO

A varicela é uma doença altamente contagiosa causada pela infeção primária pelo vírus varicela zoster (VZV). É uma doença transmitida pelo ar que se propaga facilmente através da tosse ou espirros de indivíduos doentes ou através do contacto direto com secreções da erupção cutânea. Podem ocorrer lesões orais.[64]

A varicela ou varicela é uma febre exantemática contagiosa (erupções) causada pelo vírus varicela-zoster. É semelhante ao Herpes simplex em vários aspectos. Representa a infeção primária pelo VVZ; segue-se a latência e a recorrência é possível como Herpes zoster.[65]

GESTÃO

O tratamento inclui tratamento sintomático, banhos quentes com sabão/soda, aplicação de loção de calamina e difenidramina sistémica/local, que são utilizados para aliviar o prurido. As lesões não devem ser coçadas devido à prurido, devido ao perigo de infeção secundária. O VZV tem um invólucro lipídico destruído pelo sabão e outros detergentes.[54] Devem ser administrados antipiréticos, exceto aspirina, para reduzir a febre, devido ao receio da síndrome de Reye em crianças com menos de 6 anos. A utilização de medicamentos antivíricos por via peroral, como o aciclovir *(fig. 61)* na dose de 400 mg por dia durante 7 dias ou o valaciclovir *(fig. 62)*/famciclovir, demonstrou reduzir a duração e a gravidade da infeção se for administrado nas primeiras 24 horas após o aparecimento da erupção cutânea. A utilização de rotina destes medicamentos antivirais não é recomendada em crianças imunocompetentes com varicela não complicada.[65]

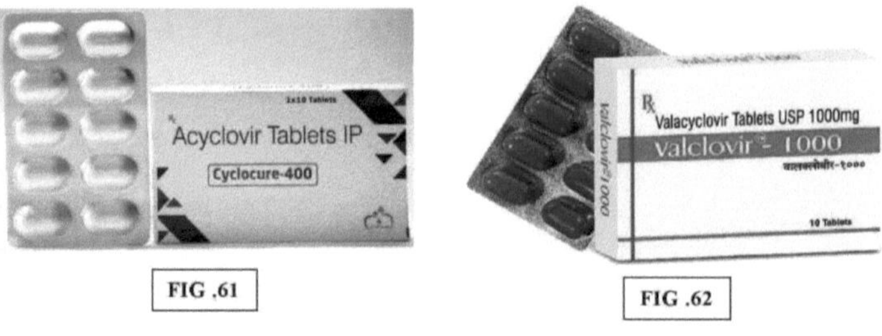

FIG .61

FIG .62

Em indivíduos imunodeprimidos/varicela complicada, pode ser administrada imunoglobulina purificada contra a varicela zoster para modificar as manifestações clínicas da infeção. A utilização da *vacina* combinada contra o sarampo, papeira, rubéola e varicela (MMRV) *(fig. 63)* demonstrou uma eficácia e segurança comparáveis.[64]

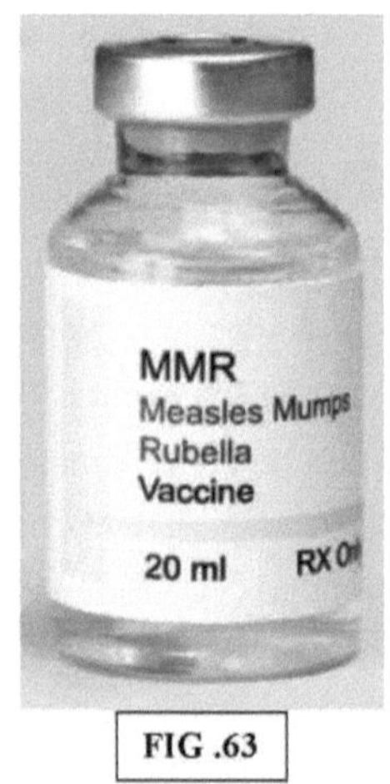

FIG .63

4.11 INFECÇÃO POR HERPES ZOSTER

INTRODUÇÃO:

O herpes zoster é uma doença infecciosa viral aguda de natureza extremamente dolorosa e incapacitante que se caracteriza pela inflamação dos gânglios das raízes dorsais ou dos gânglios extramedulares dos nervos cranianos, associada a erupções vesiculares da pele ou da membrana mucosa numa área fornecida pelo nervo afetado. Os dermátomos mais frequentemente afectados são o torácico (45%), o cervical (23%) e o trigémeo (15%). 6[6]

Pensa-se que o herpes zoster é causado pela reativação do vírus V-Z latente que foi adquirido durante um ataque anterior de varicela. A reativação do vírus causa algumas complicações graves nas áreas fornecidas por estes dermátomos. Os factores que desencadeiam o aparecimento de um ataque de herpes zoster são variados e podem incluir traumatismo, desenvolvimento de malignidade ou envolvimento tumoral dos gânglios da raiz dorsal, radiação local de raios X ou terapia imunossupressora. O herpes zoster é muito comum, especialmente nos idosos. A incidência anual de herpes zoster latente, que é de aproximadamente 1/1000 antes dos 20 anos de idade, aumenta 5-10 vezes após os 80 anos de idade.[66]

GESTÃO:

O tratamento do herpes zoster tem três objectivos principais:

(1) tratamento da infeção viral aguda,

(2) tratamento da dor aguda associada ao herpes zoster e

(3) prevenção da nevralgia pós-herpética.

Foi demonstrado que os agentes antivirais diminuem a duração da erupção cutânea do herpes zoster e a gravidade da dor associada à erupção cutânea. No entanto, estes benefícios só foram demonstrados em doentes que receberam agentes antivíricos no prazo de 72 horas após o início da erupção cutânea.[66]

As dosagens recomendadas para os medicamentos anti-retrovirais para o tratamento do herpes zoster são as seguintes:

Medication	Dosage
Acyclovir	800 mg orally five times daily for 7 to 10 days,10 mg per kg IV every 8 hours for 7 to 10 days
Famciclovir	500 mg orally three times daily for 7 days
Valacyclovir	1,000 mg orally three times daily for 7 days
Brivudin	125 mg once daily for 7 days

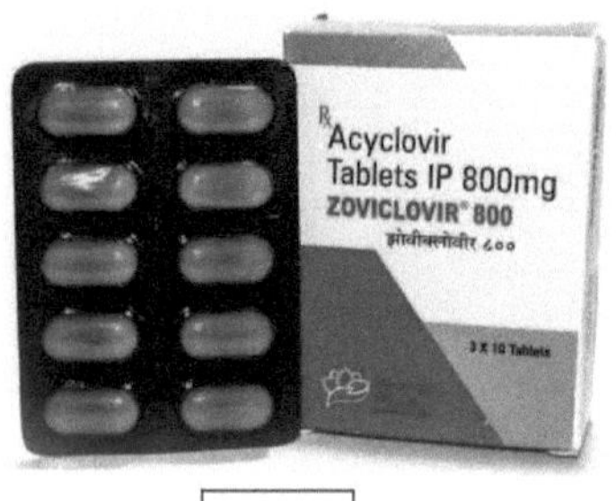

FIG .64

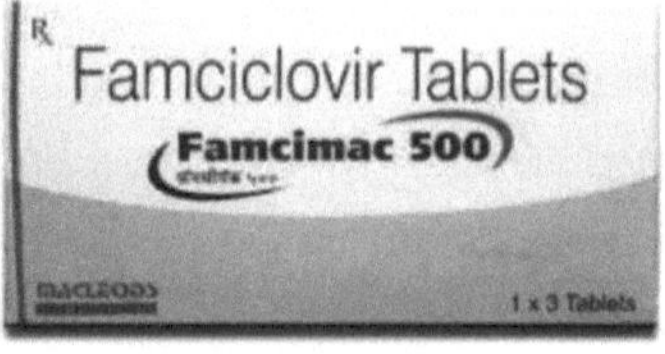

FIG .65

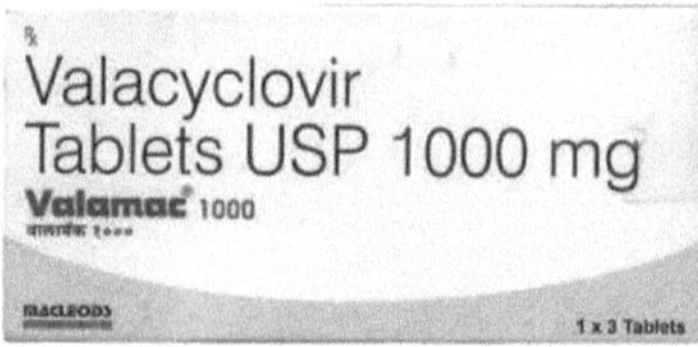

FIG .66

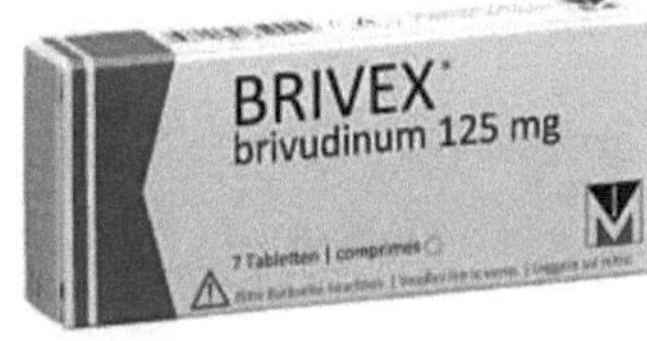

FIG .67

4.12 DOENÇA LINEAR DE IgA

INTRODUÇÃO:

A doença da IgA linear ou dermatose da IgA linear (DLA) é uma doença mucocutânea auto-imunológica caracterizada pela presença de depósitos lineares de IgA ao longo da zona da membrana basal. Embora a DAL tenha sido inicialmente considerada como um tipo especial de outra doença, como a dermatite bolhosa pemphygoid ou herpetiforme, desde a década de 70, a DAL é considerada uma doença independente. Alguns autores acreditam que a DAF poderia incluir diferentes doenças, devido aos diferentes padrões que podem ser observados utilizando a microscopia eletrónica. A DAE é uma das doenças mucocutâneas menos comuns, embora existam poucas referências bibliográficas sobre sua prevalência em diferentes populações. Alguns casos previamente diagnosticados sem imunofluorescência como penfigoide ou como outras doenças mucocutâneas, provavelmente são casos de LAD na verdade. Esta doença pode desenvolver-se em qualquer idade, mas parece ser mais frequente na 4ª e 5ª décadas de vida. Alguns autores diferenciam dois subtipos clínicos de LAD, o subtipo adulto e o subtipo pediátrico, que afecta principalmente crianças com menos de 5 anos de idade. Não foi demonstrada predileção pelo género quando os grupos de estudo foram suficientemente amplos. A incidência da doença é mais elevada na China, Malásia, Sri Lanka e Tailândia. Em Inglaterra, foi registada uma incidência anual de um caso por cada 250 000 habitantes. Com base na literatura disponível, os casos registados na Índia são muito baixos e o primeiro caso registado de DAE no sul da Índia foi em 1997.[67]

GESTÃO:

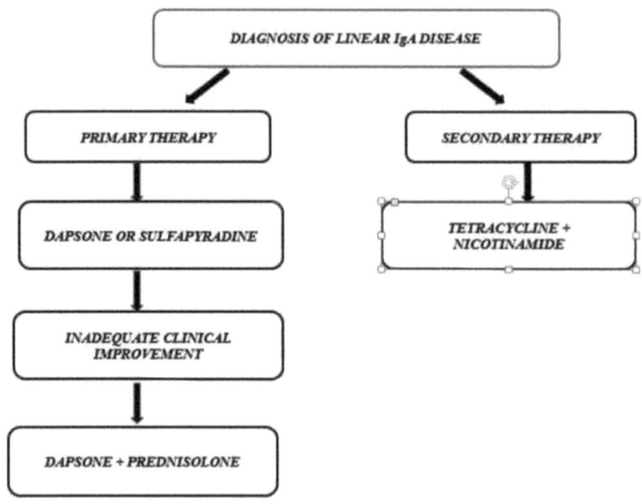

O tratamento da LAD é difícil e, infelizmente, a doença não pode ser controlada em todos os casos. A utilização de diferentes agentes imunomoduladores isolados ou em combinação é eficaz na maioria dos casos. No entanto, estes agentes devem ser administrados com precaução devido aos seus efeitos secundários graves. É necessário manter os doentes monitorizados e sob controlo de segurança durante o tratamento. A LAD é uma doença crónica com períodos de exacerbação e de remissão. Em cerca de metade dos casos, é possível obter uma remissão total com um tratamento adequado. As lesões orais são especialmente recalcitrantes e não respondem tão bem ao tratamento como as lesões cutâneas. Alguns dos fármacos que têm sido utilizados com eficácia são a **Dapsona ou diaminodifenilsulfona***(fig.6#/* É um agente bacteriostático, anti-inflamatório e imunomodulador sensibilizado nos primeiros anos do século passado. Tem sido classicamente utilizado no tratamento da lepra e da malária. Devido à sua toxicidade, efeitos teratogénicos e secundários, as aplicações da dapsona são limitadas. Em doses de 50 a 500 mg/dia é eficaz para o tratamento das lesões da LAD. No entanto, a dapsona pode produzir efeitos secundários como letargia, febre, enjoos, vómitos, granulocitopenia e lesões cutâneas como urticária, eritema tóxico, eritema multiforme ou necrose epidérmica. Previamente ao tratamento com dapsona, a presença de alterações hematológicas deve ser descartada através de exames complementares adequados. Também devem ser descartadas alterações renais, cardíacas, pulmonares ou hepáticas, défice de glicose-6-fosfato-desidrogenase (G6PDH) ou de ácido fólico e gravidez. Durante o tratamento os doentes devem ser monitorizados e as contagens de sangue e urina devem ser efectuadas semanalmente durante o primeiro mês e mensalmente após o primeiro mês. A utilização de dapsona é proibida durante a gravidez e a lactação.

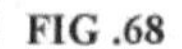
FIG .68
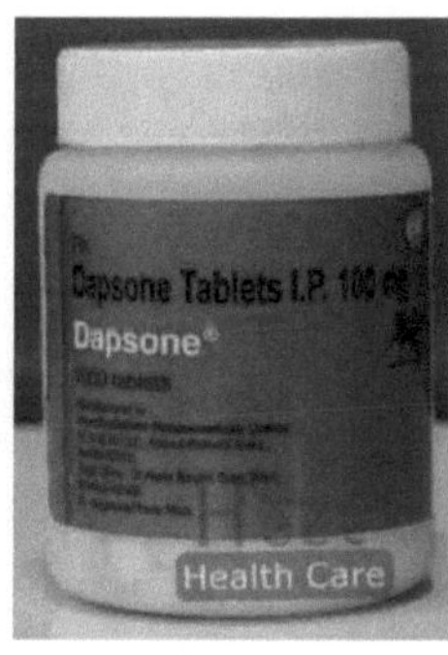

* **Corticosteróides**. Doses elevadas de prednisona (>40 *mg/dia) (fig. 69)* são eficazes no tratamento da DAE. A administração de prednisona em combinação com dap sona (100-500 mg/dia) é um dos tratamentos mais eficazes para a DAE, mas os efeitos secundários são muito frequentes com esta combinação. A administração de corticóides durante longos períodos pode desenvolver alterações renais, cardiovasculares, neurológicas ou oculares e imunossupressão. Devido a esta imunossupressão é frequente o aparecimento de infecções oportunistas (candidíase) que devem ser rapidamente detectadas e tratadas. Os doentes sob tratamento com corticóides devem ser monitorizados e devem ser efectuadas contagens periódicas de urina e sangue. Deve ser estabelecida uma boa hidratação e uma dieta com uma elevada proporção de potássio e sem sal. Os protocolos de dosagem devem ser rigorosamente cumpridos para minimizar a insuficiência adrenocortical devida ao uso de corticóides.

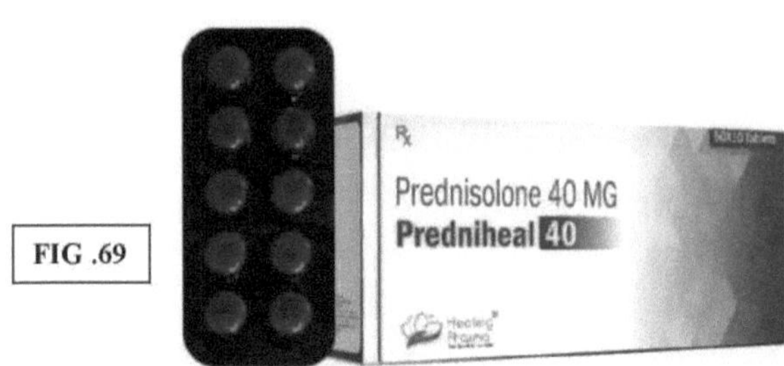

FIG .69

* **Os corticosteróides tópicos** só são eficazes como coadjuvantes de outros tratamentos. Os corticóides tópicos têm sido utilizados em enxaguamentos orais e aplicados em protectores bucais macios para o tratamento de lesões orais. Fluocinolona (0,05 %) *(fig. 70),* triamcinolona (0,05 %) *(fig. 71),* betametasona (0,1 /o) *(fig. 72)* e clobetasol (0,05 %) *(fig. 73)* são os corticóides mais utilizados na terapia da LAD. O uso prolongado destes fármacos pode propiciar o desenvolvimento de infecções oportunistas devido aos seus efeitos imunodepressores.

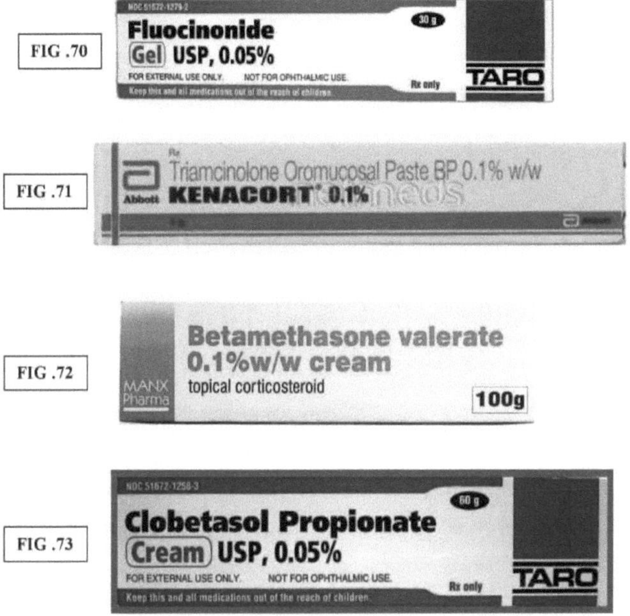

FIG .70

FIG .71

FIG .72

FIG .73

* **Sulfapiridina e outras sulfonamidas**. São fármacos de eleição secundária no tratamento da LAD, utilizados quando a dapsona e os corticóides não são eficazes ou não podem ser utilizados. A sulfapiridina é utilizada em doses de 0,5 a 3 gr. por dia *(fig. 74)*. Este medicamento é teratogénico e produz efeitos secundários graves como enjoos, vómitos, erupção cutânea pruriginosa, urticária, anemia megaloblástica, neutropenia, leucopenia, trombocitopenia ou reacções cutâneas graves. A utilização de sulfonamidas está contra-indicada em caso de alterações hematológicas, renais, hepáticas ou cardiovasculares, asma, perturbações alérgicas graves, défice de glucose-6-fosfato desidrogenase (G6PDH), défice de ácido fólico, terapêutica antidiurética ou anticoagulante e durante a gravidez ou o período de lactação. Os doentes sob tratamento com estes medicamentos devem ser monitorizados e devem ser efectuadas contagens periódicas de sangue e urina, semanalmente durante o primeiro mês e mensalmente após o primeiro mês.

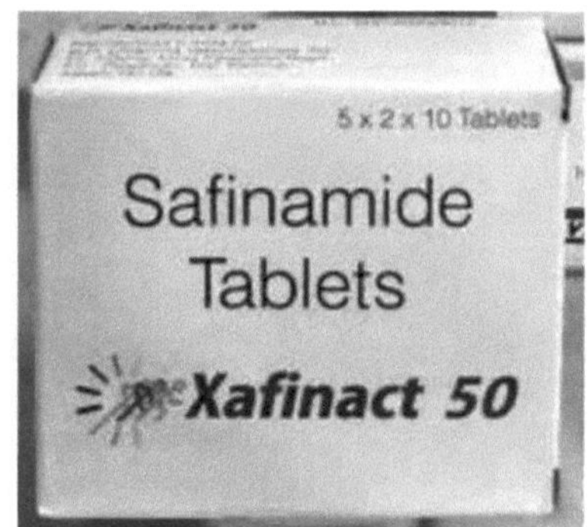

FIG .74

* **Colchicina**: Este agente antimitótico tem uma ação desconhecida no tratamento da DAE. Tem sido utilizada como fármaco secundário em doses de 0,5 a 2 mg *(fig. 75)* por dia com diferentes protocolos de dosagem. É um tratamento eficaz para a DAE, mas tem uma elevada toxicidade e pode produzir alterações neurológicas, gástricas, intestinais, hematológicas ou renais. Devido a esta toxicidade, a sua utilidade é reduzida. A utilização da colchicina é proibida durante a gravidez, o período de lactação e em caso de insuficiência hepática ou renal.

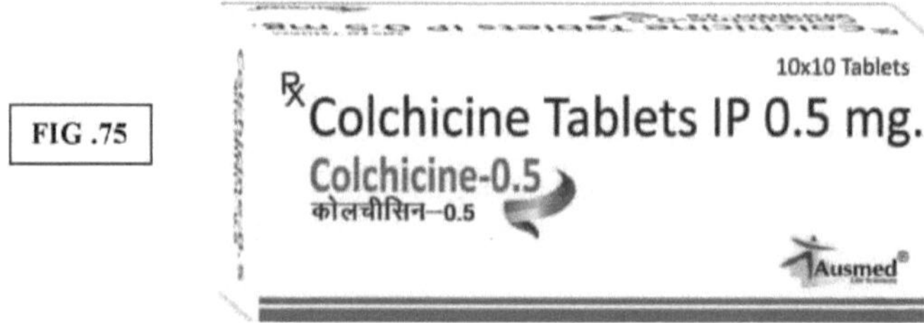

FIG .75

Tal como para os medicamentos anteriormente mencionados, os doentes devem ser monitorizados durante o tratamento, devendo ser efectuadas contagens de sangue e urina, semanalmente durante o primeiro mês e mensalmente após o primeiro mês.[67]

4.13. FEBRE AFTOSA

INTRODUÇÃO:

A doença das mãos, pés e boca (DMPB) é uma doença infecciosa comum causada por um grupo de enterovírus, incluindo o Coxsackievirus A16 (CA16) e o Enterovirus 71 (EV71).[6][8]Em 1958, Robinson et al. descreveram pela primeira vez o surto de uma doença altamente infecciosa em Toronto, em 1957, caracterizada por vesículas na boca, mãos e pés. Foi isolado o coxsackievirus (CV) A16. A febre aftosa raramente aparece como uma doença infecciosa epidémica. No entanto, é a doença infecciosa mais comum na China, com uma taxa de incidência de cerca de 500 000-1 000 000 de casos por ano. Está associada a alterações climáticas, ocorrendo geralmente na primavera e no verão. Ocorre mais frequentemente em crianças entre os 0 e os 5 anos de idade e em adultos imunodeprimidos, devido à sua elevada sensibilidade ao enterovírus 71 (EV71) e ao CVA16, mas também pode ocorrer em adultos imunocompetentes. Alguns dos principais agentes causais são o EV71, o CVA16 e, recentemente, foram descritos o CVA6 e o CVA10. As principais vias de transmissão são pessoa a pessoa (através de secreções orais e faríngeas ou por contacto direto com as vesículas), água contaminada com o vírus (via fecal-oral) e objectos contaminados. Apresenta sintomas inespecíficos, mas pode haver febre ligeira e manifestações catarrais. A implantação viral inicial dá-se na cavidade oral e no íleo, disseminando-se para os gânglios linfáticos regionais em 24 horas. A partir das 72 horas ocorre a viremia, seguida de infeção secundária e disseminação viral em áreas como a mucosa oral, mãos e pés.Ao sétimo dia, há um aumento dos níveis de anticorpos e a doença começa a desaparecer.As lesões orais são os primeiros sinais clínicos da doença e, por vezes, são o único sinal, pois surgem antes das lesões nas extremidades. As manifestações da doença na pele consistem em lesões múltiplas nas mãos e nos pés e ocorrem em simultâneo ou pouco tempo depois das lesões orais. No entanto, alguns doentes desenvolvem rapidamente complicações neurológicas e sistémicas que podem ser fatais, especialmente nos casos associados à EV71.[2]EV71.[6][8] O diagnóstico é feito através da observação dos sinais clínicos da doença, como a febre e as lesões características nas mãos, pés e boca. A confirmação do diagnóstico é efectuada pelo isolamento do vírus responsável pela doença ou pela identificação de anticorpos neutralizantes do vírus no soro dos doentes. A doença é autolimitada e, devido à falta de uma terapia específica para o vírus, o tratamento atual é sintomático. Podem ser utilizadas lavagens não específicas com substâncias anestésicas para aliviar o desconforto oral. Para além disso, o doente deve ingerir muitos líquidos e evitar alimentos picantes e ácidos e alimentos que exijam muita mastigação. Na maioria dos casos, o prognóstico é bom, evoluindo para uma cicatrização espontânea em 7-10 dias, sem sequelas, crostas ou cicatrizes.[70]

Foram associados à DHFM problemas neurológicos e cardiorrespiratórios graves que, em alguns casos, podem resultar em morte. Assim, a investigação sobre a DHFM aumentou significativamente e foram feitas tentativas para desenvolver medicamentos e vacinas contra os EVs associados aos casos mais graves de DHFM.[69]

GESTÃO:

Tratamento geral

A maioria dos casos de HFMD pode ser tratada em ambulatório. Os doentes devem ser isolados para evitar a infeção cruzada. Recomenda-se atenção à nutrição, bem como aos cuidados orais e cutâneos. A febre deve ser ativamente controlada. O arrefecimento físico, por exemplo, banhos de esponja com água quente, pensos para arrefecer a febre, ventilação e antipiréticos são adequados para crianças cuja temperatura exceda os 38,5 °C. Os fármacos habitualmente utilizados incluem o ibuprofeno 5-10 *mg/kg (fig. 76)* e o acetaminofeno 10-15 *mg/kg (fig. 77)*. O intervalo mínimo entre duas doses é de 6 horas.Manter as crianças num estado calmo e repousante. As convulsões devem ser controladas imediatamente.

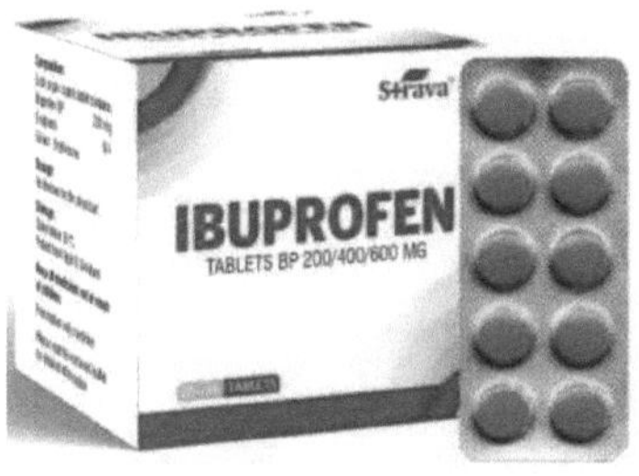

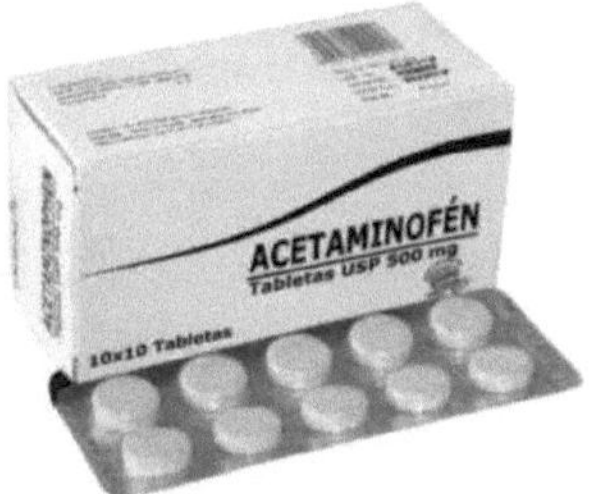

FIG .76

FIG .77

Os fármacos habitualmente utilizados são os seguintes: se não estiver disponível um acesso venoso, a primeira escolha é o midazolam intramuscular, 0,1-0,3 *mg/kg* *(fig. 78)*. A dose única máxima é de 5 mg em doentes com peso superior a 40 kg, enquanto a administração de 10 mg é recomendada para os doentes com peso corporal superior a 40 kg.

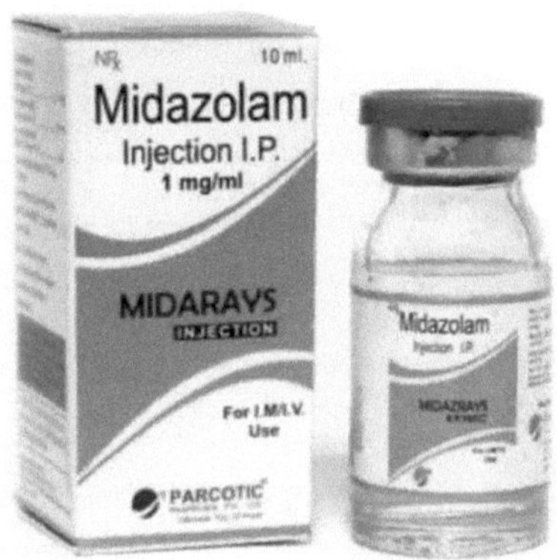

FIG .78

Outra opção é a injeção intravenosa lenta de diazepam na dose de 0,3-0,5 mg/kg *(fig. 79)*, sendo a dose única máxima de 10 mg; a velocidade de injeção deve ser de 1-2 mg/minuto. Deve monitorizar-se atentamente os sinais vitais e preparar o suporte respiratório. Pode também ser utilizado hidrato de cloral, manter as vias respiratórias desobstruídas e administrar oxigénio, se necessário. Prestar atenção ao

99

suporte nutricional para manter o equilíbrio de fluidos e electrólitos.

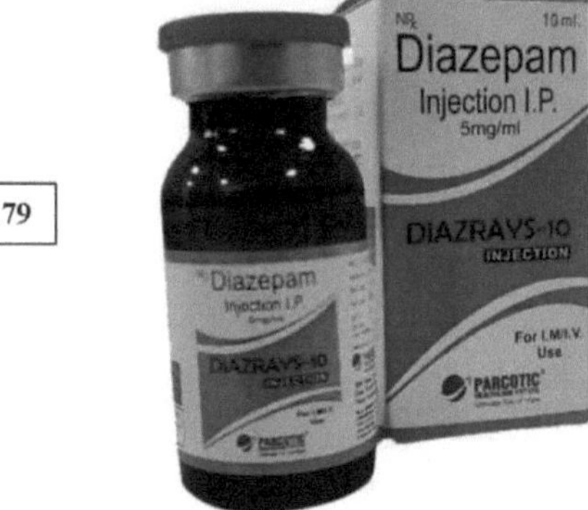

FIG .79

Tratamento antiviral:

Não existe nenhum medicamento específico anti-enterovírus disponível. Estudos demonstraram que o tratamento com interferão alfa por pulverização ou atomização e a ribavirina *(fig. 80)* administrada por via intravenosa podem ter algum efeito no tratamento da DMPH na fase inicial. [57-78] Deve prestar-se especial atenção às reacções adversas da ribavirina, incluindo a toxicidade reprodutiva. O aciclovir, o ganciclovir e o fosfato monossódico de vidarabina não têm lugar no tratamento da DHFM.[72-75]

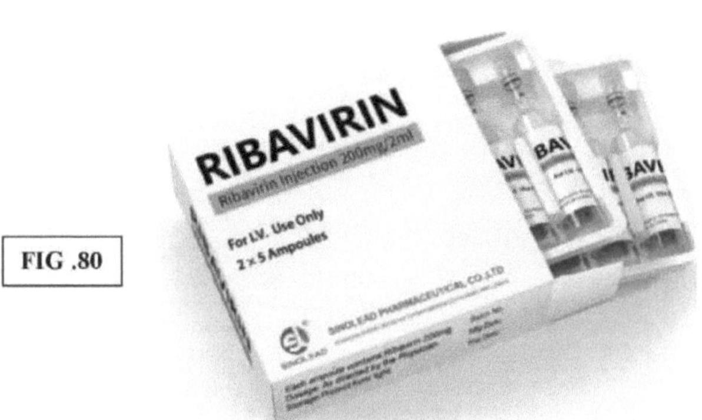

FIG .80

Fluidoterapia

O edema cerebral, o edema pulmonar e a insuficiência cardíaca podem surgir em casos graves de DHGNA, pelo que a ingestão de líquidos deve ser rigorosamente controlada. A necessidade fisiológica de fluidos é de 60-80 mL/kg/dia na ausência de diurese deliberada. Os fluidos devem ser infundidos a uma taxa constante de 2,5-3,3 mL/kg/hora, entretanto, para manter a perfusão. Nos casos de choque circulatório, reanimar com soro fisiológico normal 5-10 ml/kg/hora durante 15-30 minutos, utilizando simultaneamente agentes vasoactivos; após a administração inicial, a fluidoterapia deve ser cuidadosamente gerida para evitar sobrecarga. As instituições de saúde podem monitorizar indicadores como a pressão venosa central (PVC) e a pressão arterial invasiva (PAM) para orientar a fluidoterapia.

Diminuição da pressão intracraniana O manitol a 20% é habitualmente utilizado em doses de 0,25-1,0 *g/kg (fig. 81)*, de 4 em 4 horas a 8 horas, como injeção intravenosa rápida durante 20-30 minutos para reduzir o aumento da pressão intracraniana. A frequência pode ser aumentada para q2h-q4h em caso de hipertensão intracraniana grave ou herniação cerebral.

O tratamento em combinação com solução salina hipertónica (cloreto de sódio a 3%) pode ser considerado em doentes com hipertensão intracraniana grave ou hiponatremia. Podem ser utilizados diuréticos em doentes com sobrecarga cardíaca, por exemplo, furosemida intravenosa a 1-2 mg/kg.

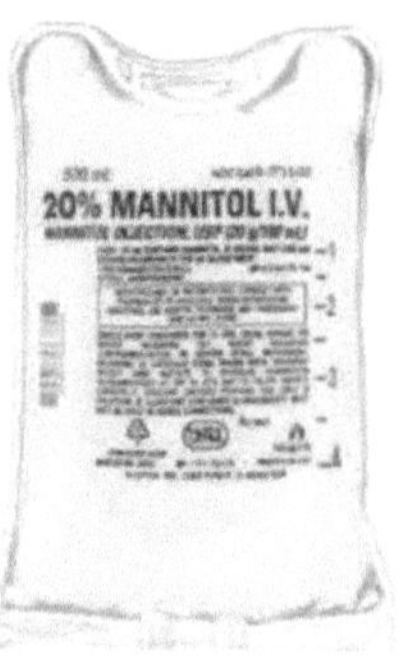

FIG .81

Agentes vasoactivos

A alteração hemodinâmica tipicamente observada no estágio 3 é a de alta dinâmica e alta resistência, e principalmente vasodilatadores devem ser considerados neste período. A milrinona pode ser usada com uma dose de carga de 50-75 µg/kg, e a infusão deve ser concluída em 15 minutos.[80]

A dose de manutenção começa a partir de 0,25 µg/kg/min e pode ser gradualmente ajustada até 1 µg/kg/min. A duração total do período de infusão não deve, em geral, exceder 72 horas. A pressão arterial deve ser controlada para um nível inferior ao que constitui hipertensão grave na idade correspondente (os valores específicos da pressão arterial são apresentados no Quadro 1). A fentolamina (1-20 µg/kg/min) ou o nitroprussiato de sódio (0,5-5 µg/kg/min) podem ser iniciados com uma dose baixa e gradualmente aumentados para um nível de dose apropriado. Os sinais vitais, incluindo a pressão arterial, devem ser monitorizados de perto durante este período.A hipotensão pode manifestar-se na fase 4, caso em que os agentesinotrópicos positivos e vasopressores, tais como dopamina a 5-20µg/kg/min, norepinefrina a 0.05- 2 µg/kg/min, adrenalina a 0,05-2 µg/kg/minuto e dobutamina a 2,5-20 µg/kg/min podem ser usados. O fármaco deve ser iniciado com uma dose baixa e aumentado gradualmente até à dose que suporte uma pressão e perfusão adequadas.Se os fármacos acima referidos se revelarem ineficazes, pode ser considerada a vasopressina ou levosimendanc. A vasopressina, na dose de 20 µg/kg, de 4 em 4 horas, pode ser administrada lentamente por via intravenosa; a duração da utilização do fármaco depende da melhoria hemodinâmica. A dose de carga de Levosimendan é de 6-12 µg/kg por via intravenosa e a dose de manutenção é de 0,1 µg/kg/min.

Table 1 Definition of severe hypertension in children under 5 years

Gender	Age (y)	Blood pressure	
		Systolic pressure (mmHg)	Diastolic pressure (mmHg)
Female	0–3	≥ 110	≥ 72
	> 3	≥ 112	≥ 73
	> 4	≥ 114	≥ 76
Male	0–3	≥ 112	≥ 73
	> 4	≥ 114	≥ 74
	> 5	≥ 117	≥ 77

Imunoglobulina intravenosa (IVIG)

A imunoglobulina intravenosa *(fig. 82)* não é recomendada para utilização de rotina no estádio 2 da doença. Os doentes com encefalomielite, febre alta persistente e casos críticos podem ser considerados para tratamento com IVIG. A dosagem é de 1,0 g/kg/dia durante 2 dias.[81]

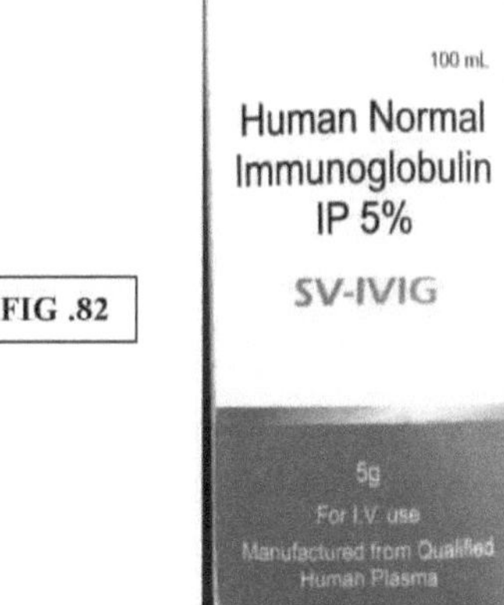

FIG .82

Corticosteróides

Os doentes com encefalomielite e febre alta persistente, bem como os casos críticos, podem ser considerados para tratamento com corticosteróides: metilprednisolona na dose de 1-2 mg/kg/dia *(fig. 83)*, ou hidrocortisona na dose de 3-5 mg/kg/dia *(fig. 84)*, ou dexametasona na dose de 0,2-0,5 mg/kg/dia *(fig. 85)* podem ser utilizados durante 3-5 dias.[82]

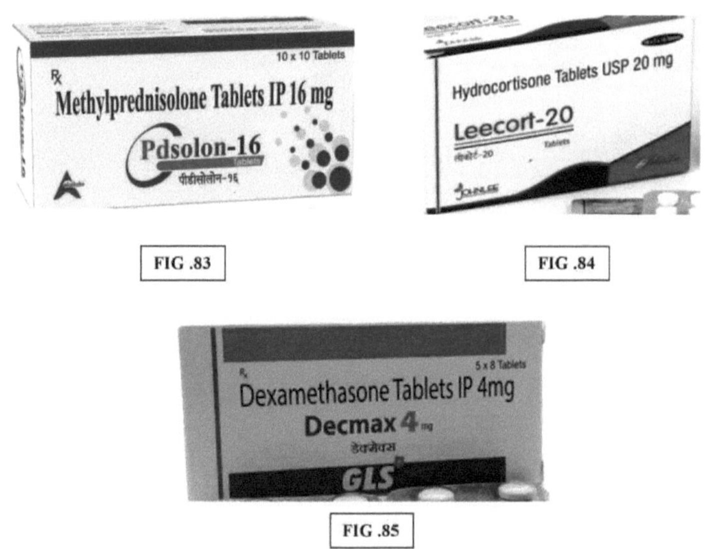

FIG .83

FIG .84

FIG .85

Prevenção

Precauções gerais

Um bom hábito de higiene pessoal é a chave para a prevenção da DMPF. Lave as mãos com frequência e evite que as crianças bebam água não purificada e comam alimentos crus e frios. Os brinquedos e outros objectos de contacto frequente devem ser limpos e desinfectados regularmente. Evite que as crianças entrem em contacto com doentes com DMPF.

Vacinação

A vacina inactivada EV-A71 está disponível para crianças dos 6 meses aos 5 anos de idade, para prevenir a HFMD causada pelo EV-A71. O regime básico de imunização consiste na administração de duas doses com um mês de intervalo. As crianças são encorajadas a completar a vacinação antes dos 12 meses de idade.[84-88]

Controlo das infecções hospitalares

As instituições de cuidados de saúde devem ser pró-activas na prevenção e no controlo da infeção. Os estabelecimentos de cuidados de saúde a todos os níveis devem identificar e isolar rigorosamente os doentes infectados.

Deve existir um consultório especial para os casos suspeitos de febre aftosa. Sempre que um hospital recebe um caso de DMPH, devem ser tomadas medidas preventivas padrão, seguindo rigorosamente uma boa higiene das mãos e a desinfeção das instalações e dos artigos relacionados. Devem ser seleccionados desinfectantes eficazes que contenham cloro (bromo). A desinfeção geral com etanol a 75% ou Lysol a 5% é ineficaz contra o enterovírus.[68]

5. CONCLUSÃO

As lesões vesiculobolhosas continuam a ser uma doença difícil de estudar porque os mecanismos fisiopatológicos são diversos e o curso crónico e imprevisível de muitas destas doenças torna difícil determinar se os efeitos favoráveis do tratamento a curto prazo serão mantidos. Os doentes com uma doença da mucosa oral caracterizada por múltiplas lesões crónicas, que estão continuamente presentes e são frequentemente mal diagnosticadas durante semanas a meses, uma vez que as suas lesões são frequentemente confundidas com outras lesões orais recorrentes. Porque algumas destas doenças têm uma elevada morbilidade e mortalidade.

O tratamento das lesões vesiculobolhosas envolve não só o controlo da doença, mas também o tratamento das complicações e a recuperação da função em casos de incapacidade ou mutilação. As doenças vesiculosas são difíceis de diagnosticar e requerem o tratamento por uma equipa multi-especializada constituída por estomatologista, médico de cuidados primários, dermatologista e oftalmologista.

O enorme progresso na biotecnologia, bem como na melhor compreensão da patogénese subjacente a várias doenças auto-imunes, abriu caminho para o desenvolvimento de estratégias terapêuticas mais específicas e mais eficazes.

Os dentistas estão numa posição chave para reconhecer as manifestações orais das doenças auto-imunes vesiculares e contribuir para um diagnóstico e intervenção terapêutica atempados. O conhecimento correto destas doenças ajuda no reconhecimento precoce e o tratamento multidisciplinar melhora os resultados terapêuticos e o prognóstico da doença.

6. BIBLIOGRAFIA

1. Rastogi V, Sharma R, Misra SR, Yadav L. Procedimentos de diagnóstico para doenças vesiculobolhosas auto-imunes: Uma revisão. Jornal de Patologia Oral e Maxilofacial. 2014 Sep 1;18(3):390-7.

2. Erugula SR, Singaraju DK, Govada J, Rajajee KT, Sudheer M, Sudharshan A, Kumar B, Bandaru BK, Kumar KM. Lesões vesiculobolhosas da cavidade oral. IAIM. 2016 Nov 1;3(11):154-63.

3. Mihai S, Sitaru C. Immunopathology and molecular diagnosis of autoimmune bullous diseases (Imunopatologia e diagnóstico molecular de doenças bolhosas auto-imunes). Journal of cellular and molecular medicine. 2007 May;11(3):462-81.

4. Wolff K, Goldsmith LA, Katz IK, Gilchrist BA, Paller AS, Leffell DJ. Fitzpatrick's Dermatology in General Medicine (Dermatologia de Fitzpatrick em Medicina Geral). 7ª edição. Estados Unidos da América: The McGraw-Hill; 2008.

5. Laskaris G. Atlas de Bolso das Doenças Orais. 2a ed. Alemanha: Georg Thieme Verlag, 2006.

6. Minz RW, Chhabra S, Singh S, Radotra BD, Kumar B. Imunofluorescência direta da biopsia cutânea: Perspetiva de um imunopatologista. Indian J Dermatol Venereol Leprol 2010; 76:150-7.

7. Abbas AK, Lichtman AH. Reconhecimento do Antigénio. Cellular and Molecular Immunology. 5ª ed. China: Saunders; 2003. p. 47-8.

8. Huber O. Structure and function of desmosomal proteins and their role in development and disease. Cell Mol Life Sci 2003; 60:1872-90.

9. Chidgey M. Desmosomas e doença: Uma atualização. Histol Histopathol 2002; 17:1179-92

10. Loro LL, Vintermyer OK, Johannenessen AC. Apoptose em tecidos orais normais e doentes. Oral Diseases. 2005; 11:274-87. I

11. Scully C, Bagan JV, Black M, Carrozzo M, Eisen D

12. Rao RS, Premalatha BR, Mysorekar V. Imunofluorescência em Patologia OralParte II: Patologia e Padrões Imunofluorescentes em Distúrbios Imunobolhosos Subepidérmicos. Revista Mundial de Odontologia. 2012:31:68-73.

13. Sangeetha S, Victor DJ. Os aspectos moleculares das doenças mucocutâneas orais: Uma revisão. Revista Internacional de Genética e Biologia Molecular. 2011;3(10):141- 48.

14. Arundhathi S, Ragunatha S, Mahadeva KC. A Cross-sectional Study of Clinical, Histopathological and Direct Immunofluorescence Spectrum of Vesiculobullous Disorders (Estudo transversal do espetro clínico, histopatológico e de imunofluorescência direta das doenças vesiculobolhosas). Jornal de Investigação Clínica e de Diagnóstico. 2013;7(12):2788-92.

15. Leuci S, Ruoppo E, Adamo D, Calabria E, Mignogna MD. Doenças vesicobolhosas auto-imunes orais: Classificação, apresentações clínicas, mecanismos moleculares, algoritmos de diagnóstico e tratamento. Periodontologia 2000. 2019 Jun;80(1):77-88.

16. Elder DE. Doenças vesiculobolhosas não infecciosas e lesões vesiculo-pustulares. Lever's histopathology of the skin. 9ª ed., Wolters Kluwers, Lippincott Williams. Wolters Kluwers, Lippincott Williams and Wilkins; 2005; p. 243-92

17. Devaraju D, Vijeev Vasudevan, Yashoda Devi B.K. Manjunath V. Doenças auto-imunes mucocutâneas com bolhas. *E-Journal of Dentistry.* 2011;1(1):7-13.

18. Ajay Prakash P, Geetha P, Surekha R, Madhusudhan Rao. Pênfigo vulgar.

IJDA. 2009;1(1):63-66.

19. Mea A. Weinberg, Michael S. Insler e Rebecca B. Campen. Características mucocutâneas das doenças vesiculares auto-imunes. *Oral Surg Oral Med Oral Pathol Oral Radiol Endo.* 1997;84:571 -34

20. M Black, MD Mignogna, C Scully. Série de Doenças das Mucosas Número II Pênfigo vulgar. *Oral Diseases.* 2005;11:119-30.

21. J Bagan, LL Muzio, C Scully. SÉRIE DOENÇAS MUCOSAS Número III Penfigoide da membrana mucosa. *Oral Diseases.*2005;11:197-18.

22. T Isaac Joseph, Geetha Vargheese, Deepu George e Pradeesh Sathyan. Eritema multiforme oral induzido por fármacos: Uma variante rara e menos reconhecida do eritema multiforme. *J OralMaxillofac Pathol.* 2012;16(1):145-48.

23. S. Sangeetha e Dhayanand John Victor. Os aspectos moleculares das doenças mucocutâneas orais: Uma revisão. *Revista Internacional de Genética e Biologia Molecular.* 2011;3(10):141-148.

24. Crispian Scully, Mehmet Beyli, Miguel C Ferreiro et al. Atualização do líquen plano oral: Etiopatogénese e tratamento. Crit Rev Oral Biol Med. 1998;9(1)86:86-122.

25. P.B. Sugarman, N. W. Savage, L.J. Walsh, et al. A Patogénese do Líquen Plano Oral. *CritRev OralBiolMed,*2002;13(2):350-365

26. Shahana A Rahman. Lúpus Eritematoso Sistémico em Crianças: An Update. Bangladesh J Child Health. 2012;36 (2): 1-10.

27. Esclerose sistémica: conceitos patogénicos actuais e perspectivas futuras para uma terapia orientada. Lancet 1996; Vol347, Maio25

28. K. E. Harman, S. Albert e M. M. Black. Guidelines for the management of pemphigus vulgaris. *British Journal of Dermatology.* 2003;149: 926-937.

29. Claire Galambrun, Frédéric Cambazard, Catherine Clavel, Pascale Versini,

Jean Louis Stéphan. Pênfigo foliáceo. *Archives of Disease in Childhood.* 1997;**77**:255-257.

30. Ashish Dhamija, Paschal D souza, Ashok Meherda, Raj k. Kothiwala. Pênfigo vegetariano: Uma apresentação invulgar. *Journal of Indian Dermatology.* 2012;3(3):193-95.

31. Young-Min Son, Hong-Kyu Kang, Jeong-Hwan Yun, Joo-Young Roh. O Tipo Neumann de Pênfigo Vegetal Tratado com Combinação de Dapsona e Esteroide. *Anna dermatol.*2011;23(3):310-13.

32. Crispian Scully, Michele Mignogna. Doenças da mucosa oral: Pênfigo. *Jornal Britânico de Cirurgia Oral e Maxilofacial.* 2008;46:272-77.

33. Tsuruta D, Ishii N, Hamada T, Ohyama B, Fukuda S, Koga H, Imamura K, Kobayashi H, Karashima T, Nakama T, Dainichi T, Hashimoto T. Iga pemphigus. *Clin Dermatol.* 2011;29(4):437-42.

34. Melanie Warycha, Rishi Patel, Shane Meehan, Joseph F Merola. Pênfigo crónico benigno familiar (doença de Hailey - Hailey). Dermatology online journal. 2009;15(8):15

35. Princípios e práticas da imunologia clínica

36. E. Dabelsteen. Aspectos biológicos moleculares das doenças bolhosas adquiridas. Crit *Rev OralBiolMed.* 1998;9(2):162-78

37. Walaiom Pratchyapruit, Patchnee Tohtubtiang. Manifestação clínica do penfigoide bolhoso, suas variantes e tratamento (Parte II). Ata Derm Venereol. 2002;47:67- 79

38. Omaña-Cepeda C, Martínez-Valverde A, del Mar Sabater-Recolons M, Jané-Salas E, Marí-Roig A, López-López J. Revisão da literatura e relato de um caso de febre aftosa num adulto imunocompetente. BMC research notes. 2016 Dec;9:1-1.

39. W.N.K.A. Van Mook, M.M.F. Fickers, P.H.M.H. Theunissen, J.A.M.J. Kley, J.A. Duijvestijn, H.H. Pas e D.C. Flikweert. Pênfigo paraneoplásico como apresentação inicial de leucemia linfocítica crónica. Annals of Oncology. 2001; 12:11518

40. C Léauté-Labrèze, T Lamireau, D Chawki, J Maleville, A Taïeb. Diagnosis, classification, and management of erythema multiforme and Stevens-Johnson Syndrome. *Arch Dis Child.* 2000;83:347-352

41. Alison J. Bruce, Roy S. Rogers III. Psoríase oral. *Dermatol Clin.* 2003;21: 99104.

42. Bernard P. Pênfigo bolhoso. Enciclopédia Orphanet, maio de 2006.

43. Masha Fridkis-Hareli. Mecanismos imunogenéticos para a coexistência de doenças auto-imunes sistémicas e específicas de órgãos. *Jornal de Doenças Autoimunes* 2008, 5:1

44. Sumairi B, Ismail, Satish K.S, Kumar e Rosnah B Zain. Líquen plano oral e reacções liquenóides: Eitiopatogénese, diagnóstico, tratamento e transformação maligna. *Journal of Oral Science.* 2007;49(2):89-06.

45. Harpreet Sing Grrover, Nidha Gaba, Shailly Luthra. Lúpus eritematoso sistémico - um dilema de diagnóstico! Jornal Indiano de Ciências Dentárias. 2012;4(2):57-60

46. Alakes Kumar Kole e Alakendu Ghosh. Cutaneous Manifestations of Systemic lupus erythematosus in a Tertiary Referral Center (Manifestações cutâneas do lúpus eritematoso sistémico num centro de referência terciário). *Indian J Dermatol.* 2009; 54(2): 132-136

47. Rachel S. Klein, Pamela A. Morganroth e Victoria P. Werth. Lúpus cutâneo e o instrumento CLASI. Rheum Dis Clin North Am. 2010;36(1):33-51

48. George Bertsias, Ricard Cervera, Dimitrios T Boumpas. *EULAR Textbook on Rheumatic Diseases.* 476-505.

49. J. TimothyJo-David Fine,Lorraine Johnson. Epidermólise bolhosa hereditária: manifestações orais e tratamento dentário. Pediatr Dent 1993;15:242-47

50. Cardoso CL, Freitas P, Taveira LAA, Consolaro A. Doença de Darier: relato de caso com manifestações orais. Med Oral Patol Oral Cir Bucal 2006;11:E404-6.

51. Atiya mahboob, faryal yaqub, zahid shahzad, manaal afzaal et.al . Apresentação clássica da doença de Darier: uma perturbação rara da queratinização. J ayub med coll abbottabad 2010;22(3)

52. Dalvi, SR, Yildirim, R, e Yazici, Y. "Síndrome de Behcet." Drugs 72, no. 17 (3 de dezembro de 2012): 2223-2241

53. V Ratanatharathorn, L Ayash, HM Lazarus, J Fu e JP Uberti. Chronic graft - versus-host disease: clinical manifestation and therapy. *Bone Marrow Transplantation.* 2001;28:121-129

54. Mat C, Yurdakul S, Uysal S, et al. A double-blind tdal of depot corticosteroids in Behcet's syndrome. Rheumatology (Oxford) 2006 Mar; 45 (3); 348-52

55. Neerja Puri. A study of Pathogenesis of Acanthosis Nigricans and its Clinical Implications (Um estudo da Patogénese da Acantose Nígrica e das suas Implicações Clínicas). *Indian JDermatol.* 2011;56(6): 678-683.

56. Dalvi, SR, Yildirim, R, e Yazici, Y. "Síndrome de Behcet." Drugs 72, no. 17 (3 de dezembro de 2012): 2223-2241

57. G. Hatemi, E. Seyahi, I. Fresko, R. Talarico, V. Hamuryudan,Síndrome de Behçet: um resumo crítico da literatura de 2013-2014.Clin Exp Rheumatol 2014 Jul- Aug;32(4 Suppl 84):S112-22

58. Balasubramaniam, Ramesh et al ,Atualização sobre Infecções por Vírus do Herpes Oral,Dent Clin N Am2014;58: 265 - 280

59. Mohan RPS, et al. BMJ Case Rep 2013. Doi:10.1136/bcr-2013-200074

60. Silverman, S. Jr., Lozada-Nur, F., Migliorati, C. Eficácia clínica da prednisona no tratamento de pacientes com doenças ulcerativas inflamatórias orais: um estudo de cinquenta e cinco pacientes. *Oral Surg Oral Med Oral Pathol.* 1985;59:360-363.

61. Grant J. Anhalt. Pênfigo Paraneoplásico. J Investig Dermatol Symp Proc. 2004;9:29-33

62. *Wilson S et al Novel approaches in fighting herpes simplex virus infectionsexpert Rev Anti Infect Ther.* 2009 June ; 7(5): 559-568. Doi:10.1586/eri.09.34

63. B Sivapathasundaram, N Gururaj e K Ranganathan. Infecções virais da cavidade oral Shafer's Textbook of oral pathology , Saunders Elsevier Publications, 6.ª edição, páginas 344-346, 2009

64. Neville, Damm, Allen e Bouquot. Viral infections Oral and Maxillofacial Pathology, Elsevier - 3ª edição, página 248-250, 2009

65. Bandral et al,Oral Complications of Herpes Zoster Infection- Report of 3 Cases,Int J Dent Clin 2010:2(4): 70-73

66. Eguia del valle a, aguirre-urizar jm , martinez-sahuquillo a . Manifestações orais causadas pela doença da iga linear. Medoral 2004;9:39-44.

67. Mine K, Pelin B,Figen S. Achados orais e dentários da Disqueratose Congénita. Hindawi Publishing Corporation Relatos de Caso em Odontologia Volume 2014, Artigo ID 454128, 5.

68. Xing W, Liao Q, Viboud C, Zhang J, Sun J, Wu JT, Chang Z, Liu F, Fang VJ, Zheng Y, Cowling BJ. Hand, foot, and mouth disease in China, 2008-12: an epidemiological study. The Lancet infectious diseases. 2014 Abr 1;14(4):308-18.

69. Esposito S, Principi N. Hand, foot and mouth disease: current knowledge on clinical manifestations, epidemiology, aetiology and prevention. Jornal

Europeu de Microbiologia Clínica e Doenças Infecciosas. 2018 Mar;37:391-8.

70. Omaña-Cepeda C, Martínez-Valverde A, del Mar Sabater-Recolons M, Jané-Salas E, Marí-Roig A, López-López J. Revisão da literatura e relato de um caso de febre aftosa num adulto imunocompetente. BMC research notes. 2016 Dec;9:1-1.

71. Huang Y. Observação do efeito curativo do int erferão humano recombinante α2b Spray na febre aftosa. China Pract Med. 2014;9:47-8 **(em chinês)**.

72. Lin H, Huang L, Zhou J, Lin K, Wang H, Xue X, et al. Eficácia e segurança do spray de interferão-α2b no tratamento da doença das mãos, pés e boca: um ensaio multicêntrico, aleatório e em dupla ocultação. Adv Virol. 2016;161:1-8.

73. Cao L, Zhang L, Tian L, Deng J. Efeitos antivírus e avaliação clínica do spray de interferão α2b humano recombinante. Chin Med Biotechnol. 2011;6:334-6 **(em chinês)**.

74. Wei CH. E ficácia clínica e virológica do interferão α-2b humano recombinado para a doença mão-pé-boca em crianças. Eval Anal Drug-use Hosp China. 2013;13:1018-20 **(em chinês)**.

75. Zong WY. Observação dos efeitos da terapia adjuvante do interferão humano recombinante α2b Spray na doença das mãos, pés e boca. Hebei Med J. 2011;33:2808-9 **(em chinês)**.

76. Huang X, Zhang X, Wang F, Wei H, Ma H, Sui M, et al. Eficácia clínica da terapia com interferão humano recombinante α1b na doença das mãos, pés e boca com infeção por enterovírus 71. PLoS One. 2016;11:e0148907.

77. Tan J, Wang WM, Lei KJ. Gotejamento intravenoso de gamaglobulina combinado com inalação de aerossol de interferão na doença grave das mãos, pés e boca em crianças. J Pediatr Pharm. 2017;23:21-3.

78. Zhang XD, Tian YK, Xiong F, Mou DL, Wang W. Observação clínica da injeção de interferão α-2b humano recombinante por inalação de aerossol no

tratamento da doença mão-pé-boca em crianças. Drugs Clin. 2014;29:404-7 **(em chinês)**.

79. Zeng JS, Qian SY. Características, diagnóstico e tratamento da febre aftosa grave. Chin J Crit Care Med. 2008;28:752-3 **(em chinês)**.

80. 44. Xu Y, Li Y, Chen Y, Xin S, Xie L, Liang Y, et al. A multicenter and contrasted clinical study on efficacy and safety of recombinant human interferon α2b spray in the treatment of hand-foot-and-mouth disease in kids. Chin J Infect Dis. 2018;36:101-7 **(em chinês)**.

81. Chi CY, Khanh TH, le Thoa PK, Tseng FC, Wang SM, le Thinh Q, et al. Milrinone therapy for enterovirus 71-induced pulmonary edema and/or neurogenic shock in children: a randomized controlled trial. Crit Care Med. 2013;41:1754-60.

82. Wang SM, Lei HY, Huang MC, Su LY, Lin HC, Yu CK, Wang JL, Liu CC. Modulação da produção de citocinas pela imunoglobulina intravenosa em pacientes com encefalite do tronco cerebral associada ao enterovírus 71. J Clin Virol. 2006;37:47- 52.

83. Ye N, Gong X, Pang LL, Gao WJ, Zhang YT, Li XL, et al. Respostas de citocinas e suas correlações com perfis clínicos em crianças com infecções por enterovírus 71. BMC Infect Dis. 2015;15:225.

84. Zeng M, Zheng X, Wei R, Zhang N, Zhu K, Xu B, et al. Os perfis de citocinas e quimiocinas em pacientes com febre aftosa de diferentes gravidades em Xangai, China, 2010. PLoS Negl Trop Dis. 2013;7:e2599.

85. Zhu F, Xu W, Xia J, Liang Z, Liu Y, Zhang X, et al. Eficácia, segurança e imunogenicidade de uma vacina contra o enterovírus 71 na China. N Engl J Med. 2014;370:818-28.

86. Hu YM, Wang X, Wang JZ, Wang L, Zhang YJ, Chang L, et al. Imunogenicidade, segurança e consistência do lote de uma nova vacina

inactivada contra o enterovírus 71 em crianças chinesas com idades compreendidas entre os 6 e os 59 meses. Clin Vaccine Immunol. 2013;12:1805-11.

87. Zhu FC, Meng FY, Li JX, Li XL, Mao QY, Tao H, et al. Eficácia, segurança e imunologia de uma vacina inactivada contra o enterovírus 71 com adjuvante de alúmen em crianças na China: um ensaio multicêntrico, aleatório, em dupla ocultação, controlado por placebo, de fase 3. Lancet. 2013;381:2024-32.

88. Li R, Liu L, Mo Z, Wang X, Xia J, Liang Z, et al. Uma vacina inactivada contra o enterovírus 71 em crianças saudáveis. N Engl J Med. 2014;370:829-37.

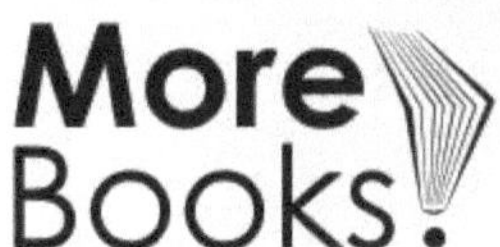

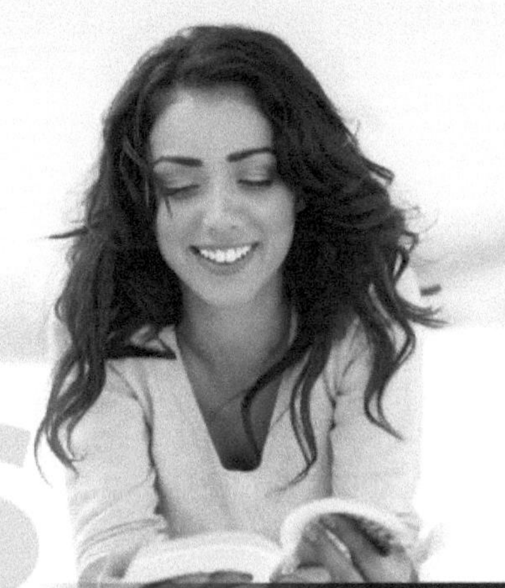

Buy your books fast and straightforward online - at one of world's fastest growing online book stores! Environmentally sound due to Print-on-Demand technologies.

Buy your books online at
www.morebooks.shop

Compre os seus livros mais rápido e diretamente na internet, em uma das livrarias on-line com o maior crescimento no mundo! Produção que protege o meio ambiente através das tecnologias de impressão sob demanda.

Compre os seus livros on-line em
www.morebooks.shop

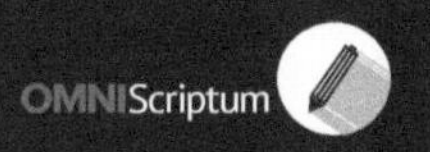

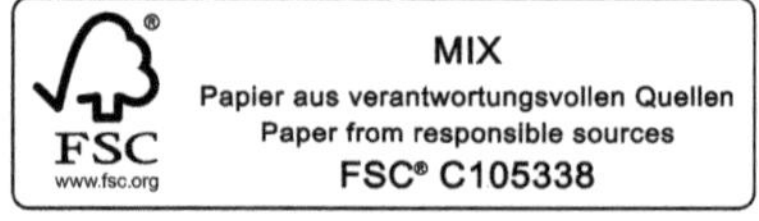

Printed by Books on Demand GmbH, Norderstedt / Germany